비만수술전문가가 추천하는

가이드

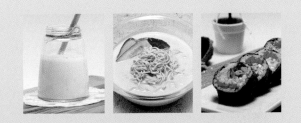

비만수술전문가가 추천하는
맞춤 식사 가이드

첫째판 1쇄 인쇄 | 2021년 05월 17일
첫째판 1쇄 발생 | 2021년 05월 27일

지 은 이 김용진 이지현 임희숙
메 뉴 개 발 이미남
메 뉴 사 진 이석환
발 행 인 장주연
출 판 기 획 조형석
책 임 편 집 이예제
편집디자인 양은정
표지디자인 김재욱
일 러 스 트 김경열
발 행 처 군자출판사(주)
　　　　　등록 제4-139호(1991. 6. 24)
　　　　　본사 (10881) 파주출판단지 경기도 파주시 회동길 338(서패동 474-1)
　　　　　전화 (031) 943-1888　　　팩스 (031) 955-9545
　　　　　홈페이지 | www.koonja.co.kr

ISBN 979-11-5955-714-9

정가 12,000원

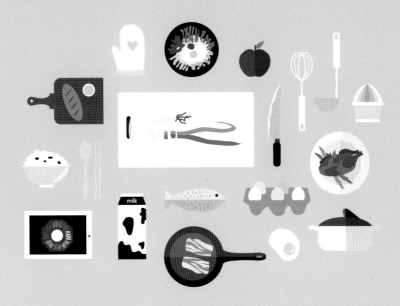

지은이 약력

김용진

서울 아산병원 인턴과 외과 전공의, 전임의를 마치고 2005년부터 15년간 순천향대학교 서울병원 외과 교수와 고도비만수술센터 센터장을 역임하였다. 국제적으로는 복강경 수술 교육 기관인 일카드(ILCAD)의 초청교수로 3년 연속 임용되었으며, 2020년 국내 최초로 미국 외과수술평가 인증기관인 SRC (Surgical Review Corporation)로부터 비만대사수술 인증의사인 'Master surgeon'으로 선정됐다.
지난 10여 년간 누적 수술 건수가 3000례를 넘어서는 국내 최다 '비만대사수술' 경험을 보유하고 있으며, 현재 에이치플러스 양지병원 비만당뇨수술센터 센터장으로 재직 중이다. 그 외 대한비만학회 비만대사수술 위원장, 세계비만대사외과학회 정회원으로 활발히 활동 중이며, 다수의 저서와 논문을 발표했다.

이지현

숙명여자대학교 식품영양학과를 졸업하고 연세대학교 생활과학대학원 임상영양 석사학위를 취득했다. 국립암센터, 삼성서울병원에서 경력을 쌓았으며, 순천향대학교 서울병원에서부터 현재 에이치플러스 양지병원 비만당뇨수술센터의 전담 임상영양사로 수술 전 환자 영양교육부터 수술 후 관리까지 담당하고 있다.

임희숙

순천향대학교 식품영양학과를 졸업하고 예방의학교실에서 박사학위를 받았다. 순천향대학교 부천병원에서 16여 년간 임상영양사로 근무했고 현재 연성대학교 식품영양학과 조교수로 재직 중이다. 만성질환의 임상영양정책 수립과 질병 영양중재, 노인영양사업, 빅데이터 분석이 전문분야이며 한국임상영양학회 총무이사, 대한골다공증학회 영양분과위원, 한국식품영양과학회 임상영양분과위원, 경기도 고혈압당뇨병 교육등록센터 전문위원으로 활발히 활동 중이다.

서문

서구에 비해 상대적으로 늦기는 했지만, 우리나라 비만수술의 역사는 결코 짧지 않습니다. 2003년 시작되어 2009년을 기점으로 인식의 변화가 생기면서 증가하였고, 2019년 의료 보험 적용으로 큰 전환점을 돌았습니다. 이런 시기를 거치면서 나름의 수술 술기 자체의 발전, 수술 방법의 다양화, 그리고 수술 전후 환자 관리의 표준화는 자연스럽게 이루어졌습니다.

그러나 가시지 않는 큰 갈증이 있었습니다. 서구와 다른 아시아 국가와 전혀 다른 음식 문화를 가진 우리나라에서 서구의 기존 가이드라인으로 환자를 교육하고 관리한다는 것은 어찌 보면 부적절한 상황이었습니다. 잘 알려진 해외 유명 기관들의 가이드라인을 우리나라 현실에 맞게 변형한다는 것 역시 그 출발 자체가 틀린 것이었습니다. 그 결과로 일상생활이 어려울 정도의 탈모, 빈혈, 심지어는 영양 불균형 등 한국인 음식 문화에 적합한 가이드라인의 필요성을 항상 느꼈습니다.

비만과 마찬가지로 당뇨병이나 고혈압과 같은 소위 "생활습관병", 관리의 기본은 가능한 환자의 일상을 크게 제한하지 않는 것입니다. 수십 년 한국 음식문화에 익숙한 환자분들께 갑자기 서구 음식문화를 기준으로 한 가이드라인을 제시하는 것은 일상을 바꾸라는 것과 같습니다. 이런 부적절함을 잘 알기에 그간 많은 시행착오와 어려움이 있었습니다.

11년간의 경험과 노하우가 고스란히 잘 담겨있는 책입니다. 비록 기관은 다르지만 임희숙 교수님과는 오랜 기간 많은 연구를 함께 진행해 왔습니다. 이지현 영양사, 감히 우리나라에서 가장 많은 임상 경험을 가지고 있다고 자부합니다. 또한, 수술 후기에 적극적으로 참여해주신 환자들에게 감사를 표합니다.

이제 첫 시작이라는 것 잘 알고 있습니다. 그럼에도 환자분들께 좀 더 실질적인 도움이 되리라 확신합니다.

H+양지병원 비만당뇨수술센터 센터장
김 용 진

비만당뇨수술센터 소개

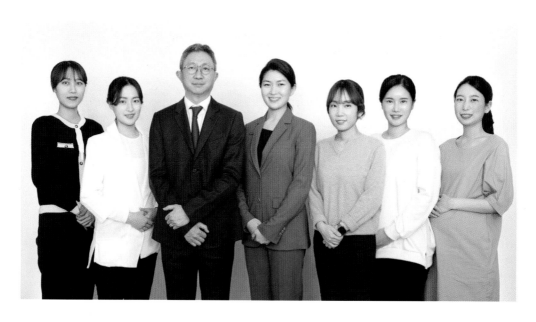

<H+ 양지병원 비만당뇨수술센터 의료진 소개>

왼쪽부터 **강수경** 영양사, **최형선** 코디네이터, **김용진** 센터장, **정윤아** 과장,

강아람 간호사, **양성원** 간호사, **이지현** 영양사

우리 센터를 찾아야 할 이유를 정리합니다.

첫째, 체계화된 수술 전후 관리 프로그램이 운영됩니다. 그냥 경험만 쌓인 것이 아닙니다. 수술, 코디네이터, 영양 등 지속적으로 발전하면서 항시 리더임을 잊지 않았습니다.

둘째, 가정의학과, 내분비내과, 순환기내과, 신경과, 정신건강의학과와 당일 진료가 언제나 가능합니다. 체중문제만큼이나 중요한 것이 바로 동반질환의 관리입니다. 한 공간 내에서 잦은 병원 방문 없이 필요한 진료가 가능한 시스템이 잘 갖추어져 있습니다.

셋째, 3명의 전문의가 24시간 진료가 이루어집니다. 다른 진료 없이 오직 비만당뇨수술 환자만 24시간 전문의 3명이 진료합니다.

넷째, 환자에게 최적화된 수술 방법을 제시합니다. 획일화된 수술이 아닌 환자 개개인의 비만도, 동반질환, 생활습관 등을 고려한 수술 방법을 폭넓게 고민하고 상의드립니다. 또한 같은 수술이라도 다른 기관과 디테일이 다릅니다. 짧은 수술 시간, 표준화된 수술 술기, 동시에 장기 합병증을 최소화하는 차별화된 수술을 진행합니다.

다섯째, 수술 후 추적 관리에 최선을 다하고 있습니다. 비만당뇨수술의 성공은 장기적인 관리에 달려 있습니다. 수술 후 시기에 맞게 적절한 검사, 처치, 처방 등 저희 팀이 하나가 되어 최선을 다하고 있습니다.

마지막으로, 세계적인 외과수술평가 인증기관 미국 'SRC (Surgical Review Corporation)'로부터 비만대사수술 인증의사인 'Master surgeon'으로 국내 최초, 아시아권 5번째로 선정, 세계적으로 실력을 인정받고 있습니다.

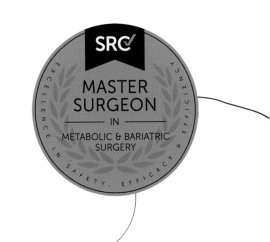

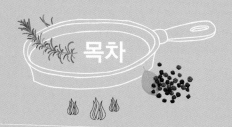

목차

 PART 1

비만대사수술의 이해

비만대사수술 식사요법의 이해

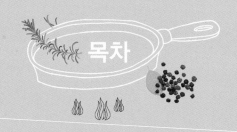

목차

PART
3

비만대사수술 후 추천 메뉴

PART 4 비만대사수술 후 실생활 적용

부록

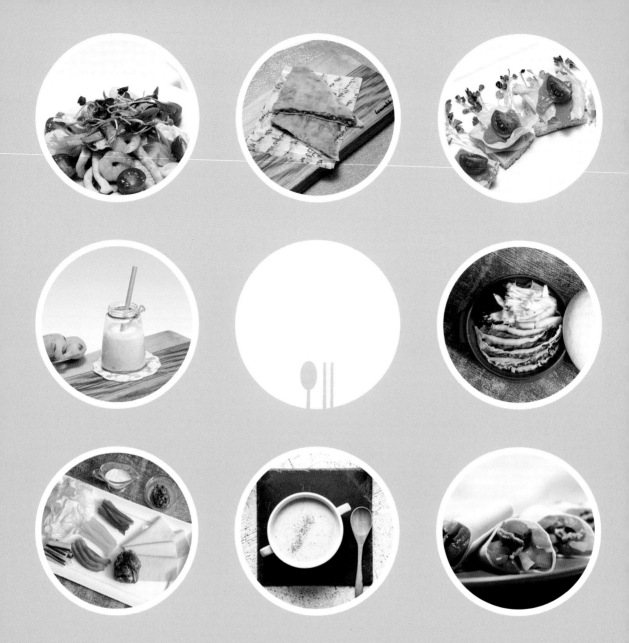

Part 1
비만대사수술의 이해

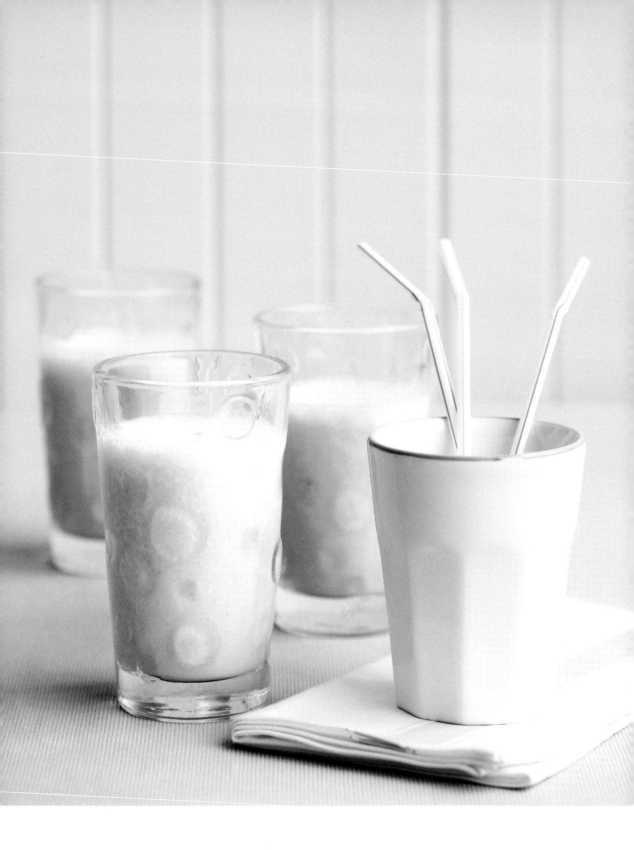

1 비만, 개인의 문제가 아니다 (IT'S NOT YOUR FAULT).

20대 초반, 100㎏을 훌쩍 넘어버린 딸, 여러 이유가 있겠지만 나와 눈을 마주치지 않는다. 이런 저런 그간의 건강 문제 등을 상의하다 보면, 옆에 계시던 어머님의 눈에서 조용히 눈물이 흘러내린다.

반복되듯 마주하는 외래의 일상이다.
환자 본인은 여기까지 온 것이 모두 자기 잘못인 것 같아 고개를 들 수 없었던 것이고 엄마는 일상에 바쁘고 생계에 지쳐 딸을 챙기기 못한 것에 대한 죄책감과 회한이 밀려온 것이다.

"환자 본인, 그리고 보호자의 잘못이 결코 아닙니다."

위로를 하려는 것이 아니다. 진심이다. 비만의 원인, 그간의 상식 혹은 일반적인 생각은 당연히 개인의 문제, 즉 본인의 잘못된 생활 습관으로 인한 것으로 치부되었다. 하지만, 한 번만 더 깊게 들어가 냉정하게 살펴보면, 사회경제적인 현상과 직접적으로 맞물려 있다는 것이다.

관련 근거는 차고 넘친다. 강남보다 강북에서, 맞벌이 부부에서, 일인가구에서, 심지어는 서울보다 강원도의 비만인구 빈도가 높다. 중국 10대 비만율은 이미 미국을 앞질렀다. 빠른 도시화와 서구화로 설명된다.
장수마을로 유명한 일본 오키나와는 명성을 잃은 지 이미 오래전이다. 1974년 미군 점령 후 사회적인 변화로 인한 2세대들, 2013년 이후 일본 내에서 평균수명이 가장 짧아졌으며, 동시에 노년의 삶의 질은 더더욱 최악이다.
비만, 개인의 문제가 아닌 사회적인 문제임을 이해해야 하는 대목이다.

좀 더 과학적인 접근을 해보자.

결국 비만이 문제가 되는 것은 요요, 즉 반복되는 체중 증가로 살찌는 체질로 변했기 때문이다.

"요요", 에너지 불균형의 문제가 아닌 호르몬 불균형이 그 원인인 것이다.

신체의 균형은 정상적인 호르몬 분비, 기능, 그리고 호르몬 간의 균형으로 유지되는 것이다. 호르몬 불균형이 일어나는 것, 이를 의학적으로는 "부유전적인 변화, epi-genetic change"라 한다.

우리가 흔히 접하는 많은 음식들은 이미 다양한 화학 첨가물들이 포함되어 있다.

이런 첨가물들로 우리 몸에 유적적인 변화가 생기고, 결국 이런 변화로 인해 호르몬 불균형이 야기되고 소위 살찌는 체질로 변해버린 것이다.

물론 개인의 생활 습관 문제를 전적으로 부정하는 것은 결코 아니다.

좀 더 합리적이고 과학적인 틀에서 접근하자는 것이다.

비만, 원인도 그리고 그 결과도 결코 개인의 문제가 아니다.

사회가 책임져야 하는 만성 재발성 질병일 뿐이다.

"IT'S NOT YOUR FAULT"

흡연과 함께 비만이 가장 큰 사망 원인으로 문제가 되고 있는 서유럽에서 비만 치료를 위한 캠페인의 슬로건이다.

진료실의 무거운 분위기가 한결 가벼워졌다.

2 요요, 무서운 것이 아니라 이해가 필요하다.

"전 세상에서 요요가 제일 무서워요."
수술에 대한 마지막 상의로 어떤 수술을 할지 결정하다 보면, 거의 모든 환자분들의 탄식과도 같은 말씀이다. 요요가 없었으면 하는 절실한 바람인 것이다.

"요요" 무서운 것이 아니라 이해가 필요하다.
요요, 지극히 정상적 그리고 생물학적 적응이다. 비만이 단순히 에너지 불균형이 아닌 호르몬 불균형이 그 원인이 되는 배경이기도 하다. 우리 몸은 언제나 그렇듯 항상 체중이 높은 쪽으로 기억되도록 호르몬 균형이 맞추어져 있다. 그런데 갑자기 체중이 줄면 우리 몸은 긴장을 하게 되고 가능한 더 이상 체중이 줄지 않도록 호르몬 분비의 변화가 생긴다. 가파른 체중 감량에 따른 신체 변화로 식욕이 증가하게 되고 때로는 비정상적인 식이 패턴을 보이게 된다. 이런 정상적 생물학적 적응을 두고 "의지가 없다." "애가 원래 그렇다." 등의 매도가 이루어지는 것이다.

무리한 감량, 검증되지 않은 방법은 오히려 요요만 조장할 뿐이다.

학생 그리고 사회 초년, 약간 통통 혹은 체격이 조금 좋았다. 결혼을 앞두고 걱정스러운 마음에 효과가 좋다는 약을 한 3개월 먹었다. 15kg가 줄면서 멋진 웨딩 사진이 나왔다. 첫 아이 출산, 정신없이 육아에 시간을 보내고 나니 체중은 결혼 전보다 20kg 이상 올랐다. 다시 약을 찾았다. 이번에는 운동도 병행했다. 다시 결혼 직전으로 돌아갔다. 둘째 출산, 바쁜 일상이 반복됐다. 어느덧 나이가 마흔을 넘었다. 건강 검진, 체중은 둘째치고 당뇨 전 단계, 고혈압 경계, 고지혈증, 지방간 등 종합세트가 되어 버렸다. 체중은 이제 세 자릿수다. 병원을 찾은 40대 여자 환자의 거의 바뀌지 않는 레파토리 중 하나다.

소위 칵테일이라 부른다. 각성제, 지방분해제, 심지어는 이뇨제까지… 줄을 서서 받은 약이다. 짧은 기간에 무리한 감량이 반복되면서 요요도 반복된 것이다. 부적절한 방법이었기에 요요의 폭은 더 커져서 반복될 때마다 10㎏씩 더 증가한 것이다.

검증된 약물, 그리고 현재 가장 효과적이라는 비만 수술조차도 일정 정도의 요요는 피할 수 없다. 요요는 지극히 정상적인 것이기 때문이다. 어려운 일이기는 하지만 막을 방법이 없는 것은 아니다. 무서워하면 막을 수 없지만 이해를 하면 요요를 방지할 수 있다. 비만의 원인이 개인의 잘못이 아닌 호르몬의 불균형에 있음을 다시 한 번 이해해야한다. 여기에서 출발하면 요요가 오지 않는 체중 감소가 가능해진다. 왕도는 없다. 장기간 탄수화물과 전체적인 칼로리 섭취를 줄여 호르몬 균형을 회복하는 것이다.

반복되는 요요, 자포자기로 이어지고 이는 결국 회복할 수 없는 상황에 이르는 경우를 종종 만나게 된다. 금기시되는 비만 치료가 버젓이 TV홈쇼핑에 나오는 세상이다. 정상이라는 포장을 하고는 오로지 상업적인 목적으로 비만 치료를 정당화하고 있다. 진료실에서 수술을 포기해야만 할 때마다 이런 상황이 몸서리쳐지도록 원망스럽다.

분위기가 다시 무거워졌다. 비만, 만성화되고 재발이 흔한 질병이다. 반복되는 요요에 대한 올바른 이해로 검증된 치료가 이루어지길 진심으로 바란다.

3 "덜 먹고 많이 움직이면" 과정이 아니라 결과다.

"덜 먹고 많이 움직이면" 비만 치료의 만트라(진리)로 알려져 있다. 누구나 당연히 그렇게 생각할 것이고 심지어 비만수술을 전공하고 있는 필자 역시 이 진리가 허상이라는 것을 깨닫게 된 것은 불과 수년 전이다.

비만이 단순히 에너지 불균형의 문제라면 당연히 "덜 먹고 많이 움직이면" 치료가 되어야 된다. 그러나 현실은 전혀 그렇지 않다. 개인의 일화적인 경험 이외에 좀 더 과학적으로 접근해 보자. 그간 임상 영역에서 식이요법, 운동요법 및 행동치료를 기반으로 다양한 대규모 임상연구가 진행되어 왔다. 거짓말처럼 모든 연구 결과는 동일하다. 치료 시작 6개월을 기점으로 체중이 다시 증가한다는 것과 칼로리 제한이 많을수록, 운동 강도가 강할수록, 행동에 제약이 많으면 많을수록 결과는 더 처참하다는 것이다.

실제 임상에서 보면 운동의 경우 이상과 현실의 괴리가 가장 큰 부분이다. 냉정하고 과학적인 접근을 하면, 운동 치료는 체중 감량에 도움이 되는 것이 아니라 심폐기능의 향상, 삶의 질 개선, 그리고 아주 약간의 요요 방지에 도움이 된다는 것이 올바른 결론이다. 비만치료에 도움이 된다는 소위 "고강도 인터벌", 잘 생각해보자. 결코 지속 가능하지 않다.

소위 생활 습관병으로 잘 알려진 질환들의 치료 경과와 결과를 살펴보자.

"혈압약이나 당뇨약, 한번 먹기 시작하면 평생 먹어야 되는 거죠."
체중 관리하고, 식이 관리하고, 적절하게 운동하면 좋아져야 되는 것 아닌가요. 당뇨 환자의 자연경과, 약을 끊게 되는 경우는 거의 없다. 약물치료로 조절되는 환자(당화혈색소 6.5% 미만) 역시 전체 당뇨 환자의 20% 내외다. 여기에서 출발해야 한다. 우리는 늘

일상을 살아가고 있다. 그런 일상을 제한한다는 것이 얼마나 어려운지를 이해하고 받아들여야 한다. 개인의 의지 문제가 아님을 다시 한번 모두가 돌아봐야 한다.

"Eat Less, Move More" 과정이 아니라 그렇게 지속한 결과일 뿐이다.
비만, 흡연과 함께 인류의 사망을 줄일 수 있는 예방 가능한 가장 중요한 질환이다. 이제 비만이 질병이라는 사실에 이의를 제기할 사람은 없다. 다른 어떤 성인병보다 만성화되고 재발이 흔한, 그런 연유로 치료하기 매우 까다로운 질병이다.
식이와 운동 요법 자체를 부정하는 것이 아니다. 수술을 해도 식이 관리와 운동은 지속되어야 한다. 일상을 제한하는, 즉 지속 가능하지 않은 식이와 운동은 적절한 비만 치료가 될 수 없다는 중요한 사실을 다시 한번 확인하고자 한다.

수술 방법의 결정,
결국은 삶의 질에 대한 문제다.

"선생님이 전문가니까 알아서 해 주세요."
수술이라는 어려운 결정을 하고 나면, 그다음 과제가 과연 어떤 수술을 할지를 결정하는 것이다. 이제 막 한숨을 돌렸는데 더 큰 결정을 해야 한다.

"지금부터 각각 수술의 장단점 그리고 장기 후유증에 대해서 설명 드리겠습니다. 본인의 생활 습관을 잘 생각해 보시고 환자 분이 결정 주시면 그대로 진행하겠습니다."가 내가 할 수 있는 대답이다.

비만수술 특성상 어느 한 수술이 모든 환자에게 적절할 수 없다. 그렇지만 선택은 의사의 몫이라기보다는 환자 스스로의 판단이 중요하다. 각각의 수술 방법에 대한 장기 결과에 대한 이해가 무엇보다 우선되어야 한다. 비만대사수술, 반복되지만 체중계의 숫자가 혈당 측정기의 혈당이 그 평가 기준이 되어서는 안 된다. "삶의 질" 개선이 평가 기준이 되어야 한다.

루와이형 위우회술, 위를 위아래로 분리하여 작은 위 주머니를 만든 후 아래 소장과 직접 연결하여 상부 소장 일부가 음식이 닿지 않도록 하는 수술이다. 가장 큰 단점은 위와 소장은 연결한 부위에 궤양이 생기는 것으로 이런 합병증이 예상되는 환자의 경우 가능한 시행하지 않는 것이 좋다. 대표적으로 흡연이 관련이 크다. 그런 연유로 흡연을 하는 환자의 경우는 가능한 위절제술이나 십이지장 우회술을 추천한다.

위소매절제술, 아래로 늘어나는 위 부분을 수직으로 절제해서 작은 바나나 형태로 만드는 수술로 현재 전 세계적으로 가장 많이 시행되는 수술이다. 비교적 모든 면에서 안정적인 수술이기는 하나 심한 역류성 식도염 혹은 후두염을 앓고 있거나, 체질량지수

45kg/㎡ 이상의 초고도비만인 경우는 부적절하다.

십이지장 우회술, 정확하게 풀어서 설명하면 위소매절제술 플러스 십이지장공장 우회술이다. 더 어렵다. 여하튼 위절제술과 루와이형 위우회술의 장점만을 모은 수술이다. 가장 큰 단점은 수술 술기 자체가 다른 두 수술에 비해 조금 어렵다는 것이다. 이 모든 사항을 고려해 당뇨가 발병한 지 5년 이상 지났고, 2-3가지 약물치료로 혈당 조절이 어렵거나 인슐린 요구량이 늘어나는 추세라면 십이지장 우회술을 추천한다.

"One size doesn't fit all"

한 가지 수술 방법이 모든 환자에게 만족할 만한 결과를 보장할 수 없다. 역사의 시행착오를 되풀이 하지 않으려면 반드시 이해해야 하는 부분이다. 동시에 비만당뇨수술의 가장 큰 목적 혹은 목표는 체중계의 숫자도 아니고, 더더욱 혈당 측정계의 혈당 수치도 아니다. 결국 모든 것은 본인의 "삶의 질" 개선에 있다.

5 이성적인 목표 설정, 수술 성공의 시작이다.

"어느 정도의 체중이면 괜찮으실까요?"

여러 수술 방법의 장단점을 설명하다, 무언가 분위기가 싸해진다고 해야 할까? 분위기를 바꾸려고 드린 질문이다. 나름 동기부여도 될까 하고! 이 대목에서 환자들이 내게 가장 크게 실망을 하고는 한다.

"당연히 정상 체중이요."라는 대답이 돌아온다.

검색창과 체질량지수(Body Mass Index, 5kg/㎡)를 기준으로 키가 160㎝라면, 정상 체중은 48kg에서 58kg 사이다. 좀 부끄러운 이야기이지만, 이런 기준이 만들어진 것은 200년 전 임상의사도 아닌 수학자에 의해서다. 많은 문제점이 제기되었지만, 딱히 대안이 없는 상태로 지금까지 쓰이고 있는 것이다.

"무리한 감량은 언제나 요요만 조장할 뿐입니다. 수술도 마찬가지고요."

냉정하게 말씀 드리면, 수술의 목표는 정상 체중이 아니라 대사적으로 건강한 체중이다. 이와 관련해서는 비교적 대규모 연구도 잘 되어있고 그 결과 입증도 충분한 상황이다. 그런 이유로 최근 비만 치료의 평가가 초과 체중을 기본으로 하는 것이 아닌, 치료 시작 전 체중을 기준으로 하게 된 배경이기도 하다.

수술 전 비만 정도에 따라 조금 차이는 있지만, 대사적으로 판단한다면 수술 전 체중의 약 25-30% 정도의 감량을 목표로 설정으로 적절하다는 것이다. 160㎝에 100kg인 환자에게 수술 후 목표체중이 70-75kg 사이라고 하는 것이다. 정상 체중과 많게는 20kg 이상 차이가 난다. 환자분들의 실망이 커지게 된다. 정말 큰 결심으로 수술을 하러 왔는데, 예전에 다이어트했을 때 보다 덜 빠진다니, 당연히 실망스러울 것이다.

가장 큰 딜레마다. 동기부여도 필요하고 이후에 실망으로 자포자기하는 것도 막아야 하기 때문이다. 사실 어떠한 설득에도 쉽게 합의가 이루어지지 않는다. 외래 공간에서는 알겠다고 문을 열고 나서지만 속으로는 화가 치밀어 오른다.

의사와 환자의 올바른 관계 설정, 치료의 기본이며 시작이다. 이런 원망을 피하고자 의미없는 내용을 늘어놓을 수는 없다. 그간의 경험을 근거로 한 국내 통계자료와 대규모 환자를 대상으로 장기간 추적이 이루어진 해외 논문 자료들을 잘 정리해서 설명 드린다. 비록 체중 감량 경과가 개인별로 많이 다르기는 하지만 전체적으로 약 80% 이상의 환자분들이 만족스런 결과를 보인다는 것과 남은 20%의 환자분들도 비록 체중계의 숫자는 만족할 수는 없지만 수술 전에 비해 뚜렷이 삶의 질이 개선되었다는 것이다.

체중 감량은 언제나 좋은 일이다. 그러나 그만큼 아니 그보다 더 중요한 것은 정상 체중이 아닌 대사적으로 건강한 체중을 유지하는 것이다.

6 수술해도 요요가 오나요?

"네 옵니다."

앞서 말씀 드린 것처럼 요요는 정상적인 과정이기에 수술을 해도 당연히 발생하게 된다. "요요"를 영문으로 하면 "weight recidivism"이라 한다. 생소한 용어다. 풀어 해석해 보면 상습적 범죄처럼 체중이 다시 원래대로 돌아온다는 뜻이다. 그만큼 중독성이 강하다는 것이고 만성화되는 질병이란 뜻이다.

다만 수술 후 요요는 일반적인 경우와 확연한 차이가 있다. 일반적인 경우, 대부분 부적절한 방법이었기에 무리한 감량과 함께 그 부작용으로 시작 체중보다 오히려 더 증가하게 되는 양상이다. 그러나 수술 후 체중 감량은 대게 1년 6개월 정도에 최저점에 다다른 후, 3-4년에 걸쳐서 서서히 5-10kg 증가한 후 유지하게 되는 것이 보편적이고, 그 중 일부가 10kg 이상 늘게 되고 이를 수술 후 요요라고 부르게 된다.

이와 같은 요요를 포함해 수술 후 체중 감량 실패는 크게 2가지 유형으로 구분한다. 첫째, 처음부터 체중 감량이 더딘 경우, 둘째 처음 감량은 좋았으나 이후 체중이 예상보다 크게 증가한 경우로 구분된다.

처음부터 체중 감량이 더딘 경우, 심리적으로 무척 힘들고, 자신에 대한 실망도 크다.
"수술까지 했는데 나는 안 되나봐", "이 생에서 나는 틀렸나봐."
임상에서 보면 오히려 후자보다 이 경우가 치료가 더 쉽다. 환자 본인은 실망스럽지만, 수술 후 초기부터 적극적으로 약물치료를 추가하게 되면 대부분 좋은 경과로 돌아서게 된다. 이렇게 정기적인 추적 관찰을 통해 일부 부적절한 습관을 개선하고 장기적으로 약물 치료를 병행하면서 소위 체중계의 셋팅을 아래로 잘 끌어내릴 수 있게 된다. 그리고 잘 알려진 것처럼 이렇게 긴 기간에 걸쳐 체중계의 숫자를 줄이고 유지하면 그 이후

자연스럽게 요요 없이 안정적인 관리가 가능해지는 것이다.

실제 임상에서 문제가 되는 경우는 충분한 감량 후에 요요가 온 경우다. 이러한 경우 대부분 체중계의 숫자가 최저점을 찍었을 무렵부터 나쁜 습관들이 생기게 된다. 정상적인 식사가 아닌 군것질 위주의 잦은 식사, 한두 가지 고칼로리 음료에 대한 집착, 술을 포함한 반복되는 폭식, 그리고 조절에 심각한 어려움을 겪는 식탐 등을 비정상적인 식이 패턴(Maladaptive eating pattern)이라고 통칭한다. 정도의 차이가 있기는 하지만, 비만수술 후 체중 감량이 많던 환자의 약 40%에서 이와 같은 식이 습관이 생기게 된다. 이런 변화들을 미리 확인해서 그에 맞는 적절한 치료가 이루어졌다면 요요의 폭을 줄일 수 있지만, 시기를 놓치게 되면 안타깝게도 치료가 어려워지게 되는 것이다.

비만이라는 질병의 특성상 바로 만성화하고 빈번히 재발한다는 것이다. 마지막 수단이라는 생각으로 수술을 했다 할지라도, 정기적인 외래 진료와 관리가 필수적이다.

7 비만수술에서 당뇨수술까지, 저절로 이루어지지 않았다.

2016년 미국당뇨협회 표준진료지침이 발표됐다. 너무도 당연하지만, 반대로 많은 의료진을 당황하게 만든, 제2형 당뇨의 1차 치료에 소위 대사수술이 포함된 것이다. 좀 쉽게 풀이하자면 오랜 기간 내과 치료 즉 약물 치료가 근간이었던 당뇨 치료에 수술, 그것도 췌장 수술이 아닌 위장관 수술이 1차 치료 요법이 된 것이다.

놀랍고 생소하다. 생소한 것을 넘어 21세기 현대의학을 공부한 의사라면 받아들이기 어려운 상황이다. 2009년부터 이 영역에 몸 담아온 필자 역시 여러 학회 참석을 통해 대사수술(Metabolic surgery)이라는 용어를 접해왔고, 여러 논문들의 결과, 심지어는 필자의 경험을 통해서 알고 있었지만, 막상 활자화되고 표준치료로 받아들여졌다는 사실은 매우 흥분되는 일이었다.

하지만 냉정하게 돌이켜 보면, 이는 놀라운 것도 더더욱 생소한 것도 아니다. 60년이라는 오랜 기간의 임상 경험, 깊이 있는 기초연구, 그리고 대규모 임상연구를 통해 발전한 것뿐이다. 체중 감소를 통한 인슐린 저항성 개선을 말하는 것이 아니다. 위장관 환경의 변화를 통해 인슐린 기능이 향상됨을 말하고자 하는 것이다. 2007년부터 2015년 사이에 수술과 약물치료를 비교하는 11개의 대규모 임상연구가 이루어졌다. 11개 연구 결과 한치의 오차도 없이 수술이 훨씬 강력하고 효과적임을 잘 입증했으며, 한 발 더 나아가 수술 전 비만 정도에 관계없이 당뇨 치료 효과가 뚜렷함이 잘 입증되었다.

이런 학문적인 성과를 사회가 받아들인다는 것, 즉, 우리나라처럼 의료 보험적용이 된다는 것에는 또 다른 중요한 원인이 있다. 바로 인슐린 요구량의 감소와 맞물린 생존율 증가와 사회경제적 비용의 낭비를 줄임으로 얻는 비용대비효과다.
그러나 이런 학문적 성과와 사회적인 합의 이전에, 가장 중요한 것을 간과해서는 안 된다. 바로 "삶의 질" 향상이다. 종종 의료인도 비만과 당뇨를 따로 떨어뜨려 수술을 이해하고 환자에게 접근한다. 비만수술과 당뇨수술은 그 각각이 아니라 그냥 비만대사수술일 뿐이다. 환자, 환자 가족, 그리고 참여 의료진이 반드시 이해해야 하는 것, 수술의 목표는 정상 체중과 당뇨 완치가 아니라는 사실이다. 요요 없는 안정적인 체중 관리와 혈당 관리, 이를 통한 "삶의 질" 향상이 올바른 수술의 목표가 되어야 한다.

지난 2011년, 관절염이 지속되어 목발이 필요하신 60대 중반 여자 환자가 외래를 찾았다. 인슐린도 지긋지긋하지만, 무릎 통증은 삶을 유지하기에 너무나 버거웠다. 진통제가 밥보다 더 많은 것 같았다. 10년이 흘렀다. 체중은 20㎏ 줄었다. 인슐린은 끊었지만 아직 당뇨약은 먹고 있다. 수술 전 그 좋아하던 생야채와 칼국수는 넘기기 어렵다. 가끔 속도 쓰려 약도 먹는다. 2년 전 꿈에 그리던 크루즈 여행을 했다. 이제 나이 76세, 잘 먹지 못하지만 여전히 텃밭은 가장 소중한 일상이다. 수술 이후 목발은 필요 없다.

수술 후 지금 저의 다이어트 목표는 건강해지기입니다.

김○○ 님 (2020년 8월 17일, 위소매절제술 시행)

안녕하세요. 위절제술 받은 지 118일 차 김○○입니다.

저는 아직도 고도비만에 속하는 몸무게이고 제가 목표하는 몸무게까지도 많이 남았지만 조금은 풀어진 마음을 다시 다잡고 100일 조금 넘는 시간을 다시 되짚어 보며 정리하기 위해 글을 씁니다.

수술 전 - '이렇게 살면 죽겠다.'

수술 전의 저는 키 168㎝에 140.3㎏ 나가는 간호사였습니다.

어릴 때부터 우량아로 태어나서 한순간도 날씬했던 적이 없이 자랐지만 이 정도로 초고도비만이 된 건 간호사로 일을 시작하면서였어요.

병원에서 일하면서 손을 자주 씻어야 하고 항암제나 항생제 등 여러 약물과 소독약을 만지다 보니 손에 한포진이라는 질환이 생겼습니다. 흔히 알고 있는 아토피와 비슷한 자가면역질환이어서 특별히 완

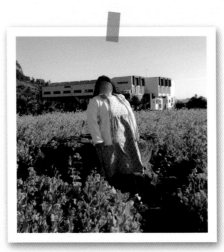

〈수술 전 140.3kg〉

치되는 치료법이 없고 손을 쓸 때마다 너무 고통스러워 스테로이드를 꽤 많이 복용했습니다. 스테로이드 부작용과 더불어 3교대 근무로 인한 불규칙한 생활습관과 스트레스, 폭식하는 습관, 그리고 고칼로리 음식들만 찾는 저의 식습관 등 다양한 원인으로 2년 반 동안 30-40㎏이 찌면서 140㎏가 되었습니다.

140㎏으로 산다는 건 참 힘들었습니다.

다른 사람의 시선과 마음에 비수를 꽂는 말들도 힘들었지만 제가 가장 힘들었던 건 무거운 몸 자체였어요. 몸이 무거워지니 짜증도 늘고 화도 늘면서 사소한 일에 스트레스받고 예민해졌고 어느 순간 이렇게 살면 죽겠다는 생각이 들었습니다.

이때 떠오른 게 부모님이 권유하셨던 "비만대사수술"이었습니다.

병원에서 일하는 저조차도 수술로 비만을 치료한다는 것이 생소했고 수술 자체가 무서워 부모님께서 이야기했을 당시엔 잘 알아볼 생각도 안 하고 무조건 하기 싫다 했던 것 같습니다.

"이렇게 살다간 죽겠다." 싶은 생각이 드니 수술도 두렵지 않았던 걸까요?

그때부터 비만대사수술에 대해서 많이 알아보기 시작했습니다.

이때 김용진 교수님의 유튜브 영상에서 가장 많은 도움을 받았고, 또 카페에서도 많은 도움을 받았습니다. 교수님의 수술 실력과 오랫동안 많은 환자를 진료하시면서 생긴 노하우들도 저에게 중요했지만 제가 양지병원 김용진 교수님께 수술을 받고자 결심한 가장 큰 이유는 바로 수술 후 사후관리가 가장 잘 되는 병원이기 때문이었습니다. 이 수술은 수술만 잘된다고 해결이 되는 것이 아니고 환자의 생활습관과 환자가 가지고 있는 질병에 따라서 사후관리가 필수적인데 그런 것들이 저의 기준에는 100점인 병원이라고 생각이 들었습니다.

수술 후 – '달라진 삶'

수술 후 결론부터 말씀드리자면, 오늘 몸무게는 96.3㎏으로 총 44㎏ 감량했습니다(10㎏ 정도는 수술 전에 감량했습니다).

수술 후 118일이 지난 지금의 제 일상은 너무 행복합니다. 사소한 것에 짜증이 많던 지난 제 모습과 달리 마음이 여유로워진 것 같아요. 수술 전에는 집 앞 슈퍼 가는 것도 귀찮고 쉬는 날이면 집에 누워만 있었는데 몸이 가벼우니 여기저기 다니는 것이 즐거워졌습니다. 또 수술 전에는 몇 시간을 자도자도 피곤하고, 자다 일어나서 또 자고, 먹고 배부르면 잠들고 그랬는데 지금은 오래 자도 8-9시간만 지나면 눈이 딱 떠지면서 개운하게 아침을 맞이합니다.

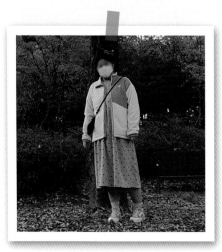

〈수술 후 106.5kg〉

아무래도 활동량이 많아지다 보니 낮잠을 자는 일도 거의 없습니다. 이게 가장 신기합니다. 특별히 수면습관 개선을 위해 노력한 것도 없는데 체중조절이 되니 저절로 이렇게 변하더라구요.

한 가지 더 말씀드리자면 오프라인 매장에서 옷을 입어보고 살 수 있어 여자 사람으로서 느끼는 소소한 행복이 있습니다. 아직 매장에서 가장 큰 사이즈만 찾아다니긴 하지만 수술 전에는 오프라인에서 옷을 살 시도조차 못 했었지요.

그리고 손에 생겼던 한포진이라는 질환도 많이 좋아져서 수술 후에는 스테로이드 복용을 전혀 하지 않고 좀 간지럽다 싶으면 연고로 증상 조절하고 있습니다. 아마 수술 전보다 훨씬 건강해진 생활습관과 식습관 때문인 것 같아요.

스테로이드 복용이 수술 부위 궤양의 부작용이 있을 수 있어 위우회술을 하지 못하고 위절제술로 수술을 받았는데 우회술 받았으면 어땠을까 조금 아쉬운 마음이 들기도 합니다.

수술 전 시도했던 수많은 다이어트들은 단순히 살을 빼기 위한 다이어트였지만 수술 후 지금 저의 다이어트 목표는 건강해지기입니다.

사실 수술 초반에는 숫자에 집착했던 것 같습니다. 0.1kg에 웃고 울며 단순히 숫자 줄이기에만 신경 썼습니다. 그런데 어느 순간 몸이 건강해졌다는 걸 깨닫게 되면서 체중계에 대한 집착이 줄었어요. 단순히 숫자를 줄이는 것보다 몸과 마음이 하루하루 어떻게 변하는지에 조금 더 신경 쓰려고 노력하는 중입니다. 수술 아주 초반이시거나 수술을 준비하시는 분들이 너무 kg 숫자에 초조해하시지 않으셨으면 하는 마음입니다.

지금 수술 초반을 생각해보면 내가 남들보다 느리게 빠지고 있나 평균속도로는 빠지는 건가 불안해하고 초조해 하면서 "'이 날짜'까지는 '몇 kg'이 되어야 평균이야!" 계산기 두드리던 저는 행복하지 않았기 때문입니다.

영양사님과 교수님이 주신 가이드를 지키면서 건강하게 생활하시다 보면 조금씩 변하고 있는 자신을 발견하게 될 수 있을 거예요~ 몇 번의 일탈(?)도 실패라고 생각하지 않고 하루 쉬어 간다 생각하셨으면 좋겠습니다. 사람은 항상 완벽할 수 없으니깐요.

수술 100일 차 저의 식단은 다른 분들처럼 완벽한 식단이 아니어서 도움이 될지 모르겠지만 공유해보겠습니다.

우선 아침에는 단백질 파우더를 먹고 있습니다. 뉴케어와 옵티멈 프로틴 파우더를 섞어서 먹다가 요즘은 영양사님 추천으로 '셀렉스 웨이 프로틴 드링크' 제품으로 나온 것을 주로 먹고 있습니다.

점심은 직원식당에서 나오는 메뉴를 골고루 먹습니다.

대신 저는 빼야할 살이 많아 아직 탄수화물은 제한해야 해서 밥은 먹지 않고 반찬들 위주로 먹고 있습니다.

그중에서 제가 지키려고 노력하는 규칙이 있습니다.

1. 밥 절대 담지도 말자(빵, 떡, 면 포함).
2. 튀긴 건 절대 금지
3. 나물이나 채소 반찬 많이 먹기
4. 국은 젓가락으로 먹기

저녁은 아침처럼 셀렉스 제품을 먹거나 샐러드 또는 집에서 요리를 해먹습니다. 그때그때 상황에 따라 많이 다릅니다. 사회생활을 하다 보니 어쩔 수 없이 먹지 말아야 할 음식을 먹게 되기도 하고 유혹을 이기지 못하는 순간도 저는 정말 많았습니다. 하지만 과식해서 먹지 않게 조절하려고 노력했어요. 그리고 그런 날은 몸을 더 많이 움직이려 했습니다.

또 한 가지는 물 2L씩 먹기! 원래 수술 전에도 물을 많이 마셔서 그런지 조금 더 신경 쓰면서 꾸준히 지키려고 노력하고 있습니다.

수술 후 한 달 차까지는 단백질 파우더, 연두부, 요플레 등 부드러운 것 위주로 섭취하면서 먹는 것에서 많이 제한되다 보니 이때가 가장 힘들었을 때였던 것 같아요.

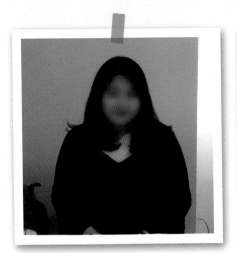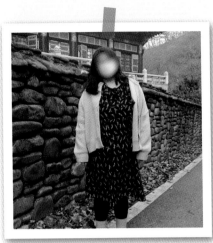

〈최근 모습〉

그 이후 부드러운 음식부터 점점 씹을 수 있는 음식들을 먹게 되면서 힘든 건 많이 사라졌지만 음식의 종류가 제한되고 같은 음식을 반복해서 먹다 보니 점점 음식들이 질리게 되었습니다.
그럴 때마다 카페에 들어와서 영양사님의 글과 댓글들, 다른 선배님들의 후기, 레시피들을 참고해서 저 나름대로 해 먹고는 있지만 제가 잘하고 있는 건지 알기 어렵고 힘들 때가 있었는데 레시피북이 나온다면 그런 고민들이 훨씬 줄어들 것 같아요.

부끄럽지만 이렇다 할 운동은 못했습니다. 11월까진 쉬는 날 집 주변 4-5㎞ 걷기도 하고 그랬는데 요즘은 날씨도 많이 추워져서 걷기 운동도 거의 못 했네요. 부끄럽습니다.
저는 그래도 사무직은 아니고 병원에서 일하다 보니 일하면서 칠천에서 만보 정도는 기본으로 걷게 되고, 환자를 이송하거나 무거운 짐을 옮기는 게 아니면 5층까지는 무조건 계단을 이용하자는 저만의 규칙을 만들어 지키고 있습니다. 요즘은 팔뚝살 처짐이 신경 쓰여 가벼운 아령으로 팔운동 하는 정도입니다. 운동 꾸준히 열심히 하시는 분들 보면 너무 대단하신 것 같아요! 자극 많이 받고 있습니다.

수술을 고민하고, 결심하고, 준비하면서 먼저 수술하신 선배님들의 후기로 많은 도움과 위로, 공감을 받았었습니다. 제 후기도 수술을 준비하는 누군가에게 힘이 되길 바라며 글 마칩니다. 긴 글 읽어 주셔서 감사합니다.

젊은 나이에 시작된 당뇨,
수술 후 덤으로 얻은 행복

양○○ 님 (2017년 9월 7일, 루와이 위우회술 시행)

안녕하세요. 저는 2017년 9월에 김용진 교수님께 위우회술을 받고 현재까지 건강하게 새 삶을 살아가고 있는 ○○○라고 합니다.

태어났을 때부터 우량아로 한 순간도 표준 체중으로 살아온 적이 없었습니다. 매번 저를 따라다니던 말은 비만, 돼지, 과체중… 그래도 웃으며 숟가락을 들고 매일 피자, 배달음식, 떡볶이, 치킨 등을 끼고 살았습니다. 물보다 탄산음료를 더 많이 마셨고 배가 고프면 잠이 안 와서 매일 늦은 밤 라면, 초콜렛, 과자 등의 군것질도 서슴치 않았죠.

사춘기에 접어들고 친구들 사이에서 유행하던 물만 먹고 일주일 버티기, 땀복 입고 운동장 20바퀴 돌기 등 말도 안 되는 정보들을 습득해 무식한 다이어트를 해본 적도 있었고 한약, 다이어트 보조제, 단백질 쉐이크, 침, 단식원… 심지어 엄마를 졸라 지방흡입수술까지 했었지만 결과는 매번 실패였어요.

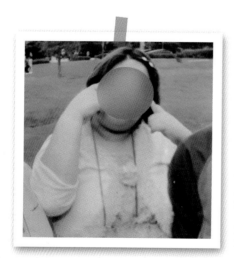 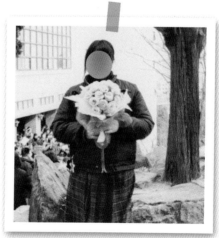

〈여기에 최초로 공개하는 제 10대와 수술 전 모습입니다. 이미 몸무게는 90kg을 돌파했었던 시기입니다.〉

비만이 장기화되고 체중조절 실패의 근본적 원인도 모른 채 몸을 혹사시키고 있을 무렵 저는 당뇨 진단을 받게 되었습니다. 2016년이었어요. 매일같이 인슐린을 최대치로 아침 저녁으로 맞아야 했고 혈당 검사를 위해 손가락을 찔러야 했습니다. 남들이 손가락질하며 배에 마약 주사하는 거 아니냐는 둥 약 냄새가 난다는 부끄러운 핀잔도 참 많이 들어봤습니다. 도저히 한번에는 넘기기 힘들 정도로 많은 양의 당뇨약도 고통스러웠습니다. 당뇨로 인해 앞이 깜깜해지며 혼절도 참 많이 해봤고, 자꾸만 하체에 마비가 와서 깁스를 풀고 걸어본 적이 드물 지경에 이르렀고 저는 유튜브와 구글을 샅샅이 뒤져 당뇨와 관련된 모든 것들을 검색했습니다. 그리고 마침내 명의라는 프로그램에서 김용진 교수님을 접하게 되었어요.

당시 한 연예인이 위 수술과 관련해 불미스러운 일이 있어 말이 많았던 시기였기에 수술에 대한 인식이 안 좋았어요. 그 과정에서 부모님을 설득하기란 정말로 어려웠습니다. 설득을 하다하다 안 되어서 내 몸을 이렇게 혹사시키며 평생을 산다는 건 정말로 불행하고 시간 아까운 일이라는 생각이 들었고, 그 생각은 틀리지 않았기에 무작정 비행기에 몸을 싣고 수술을 위해 병원을 찾았습니다. 저는 하루라도 건강하게 당뇨약과 인슐린을 끊고 살 수 있다면 제 모든 것을 내놓아도 아깝지 않았거든요. 체중이 감소된 것은 덤으로 얻은 행복이라 생각해요.

수술 전 검사를 하기 전까지 제가 다녔던 병원은 일반 내분비내과였기 때문에 당뇨에 대한 치료보다는 약을 먹고 경과를 지켜보자는 소견으로 저를 대했기 때문에 제가 얼마나 심각하고 보기 드문 케이스였는지 알기 어려웠는데, 교수님께서는 상당히 상태가 심각하다고 하셨고 연구하기 좋은 대상이라고 말씀하셔서 수술 이후 연구지원도 마다하지 않았습니다. 그때 저는 공복 혈당이 450이었고 당화혈색소 12가 넘는 등 20대 후반인 젊은 여성에게서는 도저히 나타나기 힘든 수치였으니깐요.

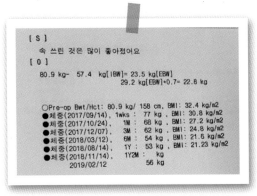

〈2017년 첫 진료부터 2019년까지의 체중 변화〉

수술 날을 앞두고 그간 살아왔던 잘못된 생활 습관에 대해 돌아보게 되더라구요. 왜 이렇게 내 몸에 무지했나 싶었고 나를 사랑한다면 수술을 하는 것이 맞는 것 같은데 과연 수술 이후에 나의 생활 습관이 바뀔 수 있을까 싶었습니다. 먹는 것에 큰 행복을 느끼던 내가 그 행복을 잃고도 괜찮을 수 있을까가 가장 걱정이었는데 지금 와서는 정말 바보같은 생각이었다고 느낍니다.

수술은 성공적이었지만 비행기를 타고 가야 한다는 심리적 압박감과 보호자 없이 누워있으려니 너무나 몸이 아프다는 핑계로 예정보다 3일을 더 입원했다가 퇴원했어요. 그때 옆에서 지켜주시고 상태를 봐주시며 제 징징거림을 다 받아주신 교수님과 영양사님… 지금도 그때만 생각하면 왜 이리 민망한지 모르겠습니다.

수술 후 2주간 프로맥스+아몬드브리즈+냉동과일 = 삼시세끼, 이후 점차 일반식 도전했습니다. 저는 일반식 진행이 빠른 편이였습니다. 닭가슴살, 콩고기, 두부, 찐어묵, 고구마, 맥반석 계란, 양상추, 오이, 당근, 파인애플, 키위, 요거트… 정말 좋은 식재료였기에 적극 활용했어요. 탄수화물은 정말 먹지 말자고 다짐했습니다.

먹토로 고생하고 음식 공포증이 생긴 적도 있었어요. 그 이후로는 마음을 다잡고 작은 찬그릇을 샀어요. 찬그릇을 식사용 그릇으로 정하고 먹는 횟수보다 한 끼에 섭취하는 양을 제한했어요. 여태까지 엄청나게 먹었었고 다 아는 맛이기에 먹는 것에 대한 욕심을 내려놓자고 스스로 약속했고 지키려고 했어요.

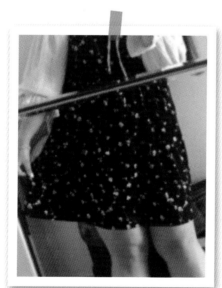 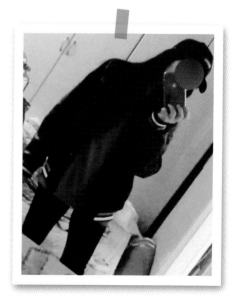

〈수술 후의 몸 변화〉

수술 15일 이후부터 강아지와 산책 30분 이상, 수영 50분, 요가 50분….
매일 규칙적으로 하진 않았지만 한 가지라도 하려고 했어요. 근력 운동은 너무 힘들고 재미도 없고 좋아하는 운동이라도 하자 싶어서 했던 요가는 제 바디라인을 그래도 사람답게 만들어주는 좋은 운동이었어요.

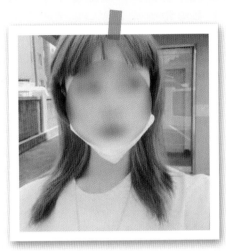

〈현재 모습〉

불편함이야 있을 수 있겠지만 저는 지금 너무나도 만족스럽습니다. 인슐린은 이제 기억도 안나고 약은 비타민과 철분제만 챙기니까요. 아침에 일어날 때마다 그렇게 개운할 수가 없어요. 지난 과거는 생각조차 나지 않을 정도니까요. 모든 분들이 입을 모아 말씀하시는 것처럼 김용진 교수님을 비롯하여 저를 위해 애써주시고 자신의 몸처럼 성심을 다해주신 분들께 진심으로 감사드립니다.
부족하나마 이 후기가 많은 분들께 도움과 용기가 되길 바랍니다.

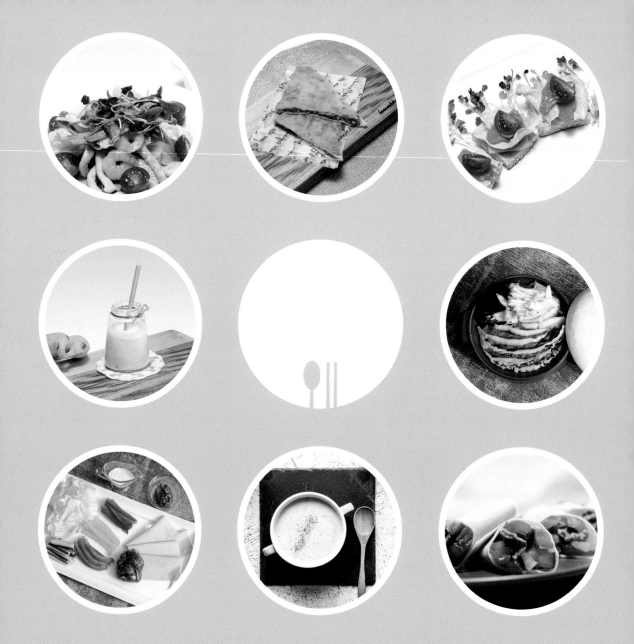

Part 2
비만대사수술
식사요법의 이해

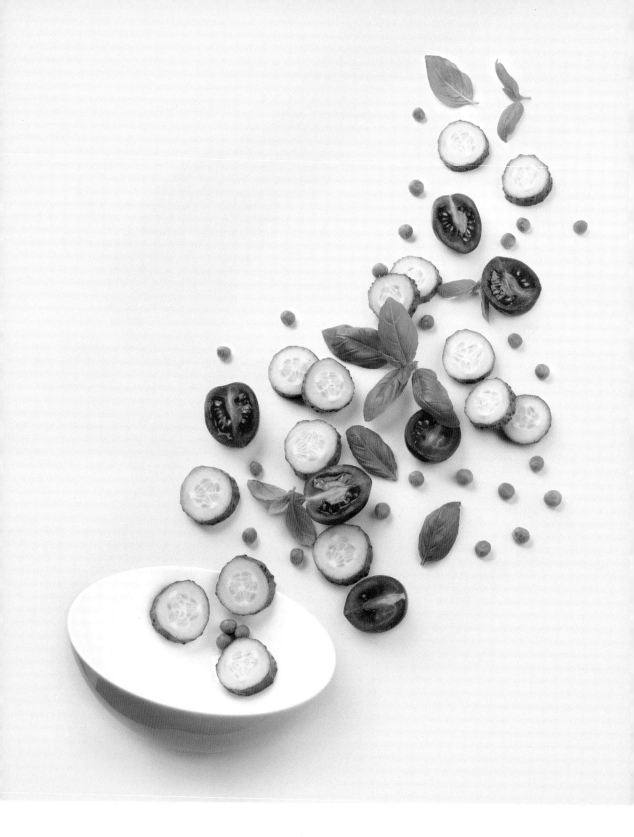

비만수술전문가가 추천하는 맞춤 식사 가이드

비만대사수술 전 영양관리, 왜 중요한가요?

안전한 수술을 진행하기 위해 최소 수술 2주 전부터는 식사 조절이 필요합니다. 수술 전 체중 조절뿐만 아니라 본인의 대사 질환을 관리하는 것이 수술 이후 긍정적인 결과를 이끌어 주기 때문에 주치의와 영양사, 코디네이터의 조언에 따라 관리해야 합니다.

수술 전 관리 요소

- ✔ 수술 전 체중 감량
- ✔ 혈당 및 혈압 등 대사질환 관리
- ✔ 금주, 금연
- ✔ 비타민, 무기질 등 결핍된 미량영양소 교정
- ✔ 잘못된 식습관 교정(불규칙적인 식사시간, 빠른 식사 속도, 폭식증, 야식증후군 등)

관리로 인한 효과

- ✔ 안전한 수술
- ✔ 수술 시간 단축
- ✔ 수술 후 합병증 감소
- ✔ 수술 후 빠른 회복
- ✔ 장기간 체중 감량 개선

수술 전 체중 감량 자기 체중의 5% 이상을 수술 전 1-2달에 감량 시키면 간의 크기가 줄어 수술 시 넓은 시야를 확보하여 수술이 보다 안전하게 진행되는 데 도움을 주고 합병증도 줄어들게 됩니다. 대규모 연구에서 체중이 많이 나갈수록 수술 전 체중 감량을 많이 한 그룹(평균 5kg 이상)이 수술 후 합병증 발생률이 현저하게 적어진다는 결과가 있습니다.

혈당 및 혈압 등 대사증후군 관리 수술 중 발생 할 수 있는 위험(출혈, 누출 등)과 상처 회복, 감염예방을 위해 다학제 진료를 통해 전문관리를 받아야 합니다.

금주, 금연 금주뿐만 아니라 금연은 폐기능을 회복시켜서 수술 후 합병증을 줄이며, 지속적으로 금연을 해야 수술 후 위절제 부위에 손상이 덜합니다.

비타민, 무기질 등 미량 영양소 결핍 상태를 교정 비만 환자는 에너지 섭취는 높지만 비타민, 무기질 등 미량영양소의 결핍에 더욱 취약합니다. 비만대사수술 자체가 영양소 결핍을 일으키는 원인이 되므로 이에 대한 세밀한 검사와 보충이 필요합니다.

잘못된 식습관 교정 수술 후 1회 식사량이 적어져 한번에 과식할 수 없으므로, 수술 전부터 알맞은 양을 규칙적으로, 천천히 식사하는 연습을 충분히 해야 합니다.

 ## 수술 전 식사 원칙[1]

• 하루 세 끼를 거르지 않고 규칙적으로 합니다.

한 끼 식사를 거르면 다음 식사의 과식을 유발하기 쉽습니다. 또한 식사에 의한 열 발생은 아침에 높고 저녁에 낮기 때문에 같은 음식이라도 저녁에 먹으면 열로 소모하는 에너지(열량)가 적어 살이 찌기 쉽습니다. 따라서 아침 식사를 소량이라도 규칙적으로 섭취하는 것이 체중 감량에 매우 도움이 되며, 식사는 5시간 정도의 간격으로 합니다.

• 식사 속도는 최대한 천천히 합니다.

배가 부르다는 신호가 뇌에 도착하기까지 시간이 걸리므로(20분 이상) 천천히 꼭꼭 씹고 맛을 음미하면서 식사를 하면 적은 양에도 포만감을 느끼기 쉽습니다.

---

[1] 보건복지부 - 비만 바로 알기 참고

- 음식을 조리할 때 튀김, 볶음보다는 찜, 조림, 구이로 조리합니다.

기름을 이용한 조리는 에너지 섭취량의 증가를 가져옵니다. 튀기는 대신 오븐이나 그릴에 굽습니다. 부침 요리를 할 때에는 팬에 기름을 두르지 말고 키친타월에 기름을 묻혀 얇게 바릅니다. 볶음 요리를 할 때는 기름 대신 물로만 조리하는 것이 좋습니다.

- 숨어있는 기름을 제거합니다.

육류의 기름기를 최대한 제거하고 샐러드는 마요네즈보다는 겨자, 간장 소스 등의 담백한 소스를 이용합니다. 한식의 나물 등에도 참기름이 지나치게 많이 들어가는 경우가 있으니 주의합니다.

- 맵고 짠 음식을 주의합니다.

맵고 짠 자극적인 음식은 식욕을 돋우어 밥을 더 많이 먹게 하므로 싱겁게 섭취합니다.

- 간식을 주의합니다.

간식은 아침-점심, 점심-저녁 식사 사이의 배고픔이 느껴질 때 섭취합니다. 특히 심심할 때나 TV 시청 등을 하면서 의식하지 않고 간식을 먹게 되는 상황이 생기지 않도록 주의해야 합니다. 간식의 종류로는 1회에 100-200kcal를 넘지 않도록 1회 분량의 과일, 우유 한 잔 정도가 좋습니다.

- 설탕, 프림을 첨가한 커피, 과당 함유 음료수는 되도록 먹지 않습니다.

습관적인 후식 및 기호 식품이 의외의 에너지 섭취 증가를 가져옵니다. 또한 수술 후 가당 음료의 섭취가 제한되므로, 수술 전부터 가당 음료보다는 물을 섭취하는 습관을 들이도록 합니다.

수술 전 저열량식

수술 전 식사관리의 목적은 단순히 섭취 에너지를 낮추어 체중을 감량하는 것보다는 수술 전 간 크기를 줄여서 보다 안전한 수술이 되는 것입니다. 좀 더 자세히 설명하자면, 비만대사수술은 개복술이 아닌 복강경수술(laparoscopic surgery)로 진행합니다. 복강경 기구를 위까지 진입시키기 위해서는 위를 덮고 있는 간을 들어 올려야 하는데, 비만인은 대게 일반 간보다 크기가 커져 있는 경우가 많아 이 작업이 수월하지 않습니다. 간 크기가 큰 경우 시야 확보가 어려워 수술 시간도 길어지고, 그로 인해 회복 속도도 더뎌지는 문제 등이 생길 수 있기 때문에 수술 전부터 식사관리를 하여 간 크기를 줄일 필요가 있습니다.

이론적으로 체지방 1kg을 줄이려면 7,200kcal를 줄여야 합니다. 체중조절을 위해서는 소비하는 열량을 섭취하는 열량보다 증가시켜주는 것이 중요하기 때문에 섭취하는 음식의 열량을 줄이는 것이 필수적입니다. 1일 평소 에너지 섭취량보다 500-1,000kcal 정도를 줄이는 저열량식은 건강상 위해를 주지 않고 체중 감량을 할 수 있을 뿐 아니라 사람들이 따르기에 무리가 없는 것으로 알려져 많이 권장되고 있습니다.

비만도가 매우 높고, 수술 전 체중 감량이 잘 이루어 지지 않아 단기간(2주)에 체중 감량이 필요한 경우 단백질 파우더를 이용한 800kcal 식사를 적용해 볼 수 있습니다. 수술 전 6주 정도의 체중 감량 기간이 있다면, 에너지 섭취를 감소시키기 위해 총 에너지 40-45% 수준으로 탄수화물 섭취를 제한한 저탄수화물식사를 이용할 수 있습니다. 이런 경우 저탄수화물식 1,200kcal 식단표를 참고해 봅시다.

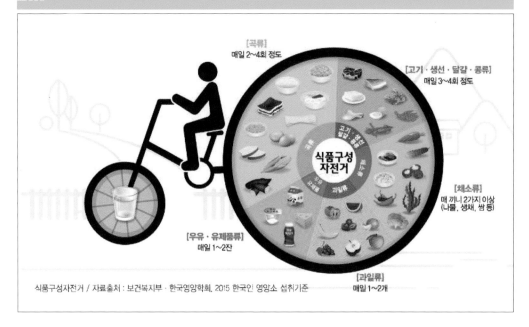

식품구성자전거 / 자료출처 : 보건복지부 · 한국영양학회, 2015 한국인 영양소 섭취기준

[곡류]

곡류는 우리나라에서 주식으로 섭취하는 식품으로 밥, 밀가루, 국수, 고구마, 감자, 빵, 떡, 과자 등이 해당됩니다. 주된 영양소는 탄수화물이며 우리가 활동하는 데 필요한 에너지를 공급합니다. 권장량보다 과다 섭취하면 비만이 될 수 있고 부족하게 섭취하면 체중을 감소할 수 있습니다.

-한국인의 1일 권장량: 매일 2-4회 정도

[어육류]

단백질의 주요공급원으로써 고기, 생선, 계란 등 동물성 식품들과 콩류, 두부 등 식물성 식품이 있습니다. 이것들은 지방, 철, 비타민 B_1 등도 함유하고 있는 식품군으로 우리 몸의 혈액, 근육, 뼈 등의 구성성분이며 뇌의 발달을 돕습니다.

-한국인의 1일 권장량: 매일 3-4회 정도

[채소류]

식물성 식품인 채소류는 필수비타민과 무기질, 식이섬유소의 공급원으로 우리 몸 각 부분의 기능을 조절해주고 적게 먹으면 피로를 느끼고 무기력해지기 쉽습니다. 또한 식이섬유소의 공급원으로 각종 성인병의 발병을 저하시키는 효과가 있습니다.

−한국인의 1일 권장량: 매 끼니 2가지 이상

[과일류]

식물성 식품인 과일류는 무기질, 비타민 A, 비타민 C와 식이섬유소의 공급원으로 우리 몸이 유기적으로 기능을 유지하는 데 도움을 줍니다. 그러나 과일의 섭취가 과다해지는 경우 과일에 포함된 단순당의 섭취과다로 체중이나 체지방증가로 이어질 수 있으니 섭취량을 준수하는 것이 중요합니다.

−한국인의 1일 권장량: 매일 1−2개

[우유, 유제품류]

우유·유제품은 칼슘 이외에도 양질의 단백질을 공급하며, 비타민 B_2, 비타민 A가 함유된 영양적인 가치가 매우 높은 식품군입니다. 우유, 치즈, 요구르트, 요플레 등이 해당됩니다.

−한국인의 1일 권장량: 매일 1−2잔

[유지·당류]

주요 함유 영양소는 지질, 단순당류로 힘을 내고 체온을 유지시켜주나 과다 섭취 시 비만과 충치가 생길 수 있으므로 되도록 적게 섭취하는 것이 질병 예방이나 건강유지에 바람직합니다.

비만도가 굉장히 높거나(체질량 지수 40 이상), 지방간이 심할 경우, 수술을 위해 수술 전 체중 감량이 5% 이상 필요한 경우 수술 전 2주 동안 단백질 쉐이크를 이용하여 저열량 고단백 식사를 할 수 있습니다.

식사/간식	식사 구성
아침	단백질 쉐이크
간식	과일 반개(70g 정도)
점심	단백질 쉐이크
간식	단백질 쉐이크 또는 저지방 그릭요거트 1개
저녁	닭가슴살 100g, 샐러드 2접시(140g), (+소금, 후추)
간식(선택)	단백질 쉐이크

(?) 어떤 단백질 쉐이크를 어떻게 먹어야 할까요?

(!) 단백질 파우더: 1회 단백질 20g 이상, 200kcal 이하인 제품으로 선택합니다.
단백질 쉐이크 만드는 방법: 물, 무가당 음료, 무지방 우유, 무가당 두유, 무가당 아몬드브리즈에 단백질 파우더를 섞어서 섭취합니다. 과일이나 견과류는 첨가해서 먹지 않습니다.

(?) 닭가슴살 대용으로 섭취할 수 있는 식품이 있나요?

(!) 생선, 해산물, 살코기(껍질과 기름기가 제거된), 계란 흰자, 두부, 콩으로 대체할 수 있습니다. 기름 없이 굽거나, 삶아서 조리합니다.

---

[2] JOHNS HOPKINS MEDICINE, Bariatric surgery

1,200kcal 식사

수술 전 6주 정도의 체중 감량의 기간이 있다면 총 에너지의 40-45% 수준으로 탄수화물 섭취를 제한한 저탄수화물식사를 에너지 섭취를 감소시키는 방법 중의 하나로 이용할 수 있습니다.

수술 전 1200kcal 식단표 예시

식사/간식	1일		2일	
아침(집)	잡곡밥 1/3공기(70g) 데친 두부 4조각(160g) 나물류 2접시(100g) 김치 소량	[곡류] [어육류] [채소류] [채소류]	오트밀 3/4컵(30g) 저지방 우유 1컵(200㎖) 아몬드 7알(8g)	[곡류] [우유류] [유지류]
간식	무가당 요플레 1개	[우유류]	저지방 치즈 1장	[어육류]
점심(도시락)	고구마 1/2개(70g) 닭가슴살 1.5개(120g) 샐러드 1볼(70g) 오리엔탈 드레싱 소량	[곡류] [어육류] [채소류]	식빵 1쪽(35g) 삶은 계란 2개(100g) 기름 뺀 참치 통조림 1/2개(50g) 샐러드 1볼(70g) 오리엔탈 드레싱 소량	[곡류] [어육류] [어육류] [채소류]
간식	방울토마토 10-15개(300g)	[과일류]	토마토 小 2개(250g)	[과일류]
저녁(집)	무밥 1/2공기(100g) 데친 오징어 1마리(200g) 상추쌈 20장(140g) 김치 소량 쌈장	[곡류] [어육류] [채소류] [채소류]	콩나물밥 1/2공기(100g) 돼지고기 수육(120g) 생오이 1개(210g) 김치 소량 쌈장	[곡류] [어육류] [채소류] [채소류]

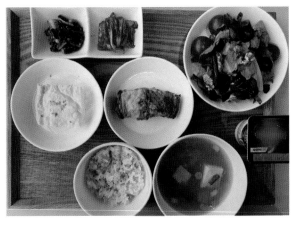

저탄수화물식 1,200kcal의
상차림 예시

2 비만대사수술 후 영양관리, 어떻게 해야 할까요?

비만대사수술 후 영양관리의 목적

- ✔수술 후 상처 회복을 돕고, 급격한 체중 감소 동안 최대한 근육의 보존을 위해 적절한 에너지와 단백질 보충이 필요합니다.
- ✔수술로 위장관 구조와 기능 변화에 따른 덤핑증후군, 탈수, 구토, 역류, 소화불량, 설사 등 식사 관련 불편감을 최소화하기 위해 관리가 필요합니다.

◢ 수술 후 식사 원칙

- 퇴원 이후부터 수분 섭취량을 점차 늘립니다(목표 1일 1.5L 이상, 최소 700㎖ 이상).
  - 1시간 동안 1잔(200㎖)의 물을 조금씩 나눠 마십니다. 빨대 사용을 피합니다.
  - 식사 중간과 식사 전/후 30분 이내에는 섭취를 피합니다.
- 고열량 음식, 가당음료, 간식을 제한합니다. '덤핑증상'을 유발하고 체중 감량도 더 디게 합니다.
- 주치의가 처방한 약물과 씹기 편한 비타민, 무기질 보충제를 잘 지켜서 복용합니다.
- 식사 속도는 천천히 합시다. 잘 씹지 않으면 소화가 안 될 위험이 있습니다.
- 수술 후 한 달 동안은 한 끼에 50-100㎖ 이하로 섭취합니다. 적정량보다 많이 먹었을 때에는 (a) 명치가 아플 때 (b) 속이 울렁거릴 때 (c) 어깨나 가슴 상부 쪽에 통증이 생길 수 있습니다. 이와 같은 증상이 지속되거나 악화될 때 주치의와 통화가 필요합니다.
- 단백질 섭취를 최대화하기 위해 식사 시 단백질을 먼저 섭취합니다. 시간이 흘러 위가 약간 늘어난 경우(1개월 이후) 하루 3번의 식사 외에 1-2번의 단백질 쉐이크를 섭취합니다.
- 수술 후 식사는 위장관 기능 및 개인의 식사 적응도에 따라 단계적으로 진행됩니다.

비만대사수술 후 식사 진행

갓난아이가 태어난 직후 바로 밥을 먹지 못하고 분유, 이유식, 일반식사의 단계를 거치듯 비만대사수술을 받은 환자들도 새로운 위장관의 모양에 적응하기 위해 단계적으로 식사를 진행하는 것이 매우 중요합니다.

단계적으로 식사를 거치지 않고 바로 일반식을 섭취하면 소화불량, 구토, 섭취량 부족, 탈수 등의 문제가 생길 수 있을 뿐더러, 구토가 반복되거나 심하면 액상식부터 다시 시작하게 될 수도 있습니다.

또한 식사 적응뿐만 아니라 적은 양으로 적정량의 단백질 섭취를 위해 수술 초기에는 단백질 파우더를 이용한 쉐이크를 섭취하는 것이 필요합니다.

단계	Step 1	Step 2	Step 3	Step 4	Step 5
	액상식	고단백 유동식	고단백 연식	고단백 상식	일상식
시기	수술 직후-3, 4일 이내	수술 후 4, 5일-10일	수술 후 11일-1개월	수술 후 1개월-3개월	3개월 이후

CHECK!

비만수술 후 식사 자체가 단백질, 섬유소, 비타민과 무기질 결핍이 유발되기 때문에 추가적인 영양소 보충이 필요합니다. 이러한 수술 후 영양소 결핍을 어떻게 보충할 수 있을지 의료진과의 충분한 상의를 하도록 합니다. 또한, 일반적인 식사 진행은 수술 초기에는 유동식으로 시작해서 연식(부드럽게 다져서), 상식(고형식)으로 진행하는 것은 동일하지만, 권장량과 권장시기가 다를 수 있기 때문에 자세한 가이드라인은 수술한 병원의 주치의와 영양사의 안내에 따라 진행하도록 합니다.

수술 후 영양 섭취

🔧 수분

수술 후 충분한 수분을 섭취하도록 노력이 필요합니다. 수술 후 식후 불편감으로 인해 식사뿐만 아니라 수분 섭취량도 수술 전보다 굉장히 줄게 됩니다. 그로 인해 탈수나 체성분 분해로 인해 생기는 부산물이 적절히 배출되지 못해 문제가 생기기도 합니다.

- 수분은 1일 목표량 1.5L이나 초기에는 최소 700㎖ 이상이라도 먹도록 노력합니다.
- 물 1잔 기준(200㎖)을 1시간 동안 조금씩 나눠 먹으며, 한 모금도 5-10번으로 쪼개서 삼킵니다.
- 식사 중간과 식사 전/후 30분 이내에는 섭취를 피합니다.
- 빨대 사용보다는 컵을 이용하여 조금씩 나눠 먹고, 변비 또는 탈수가 생긴 경우 수분 섭취량을 늘립니다.
- 수분의 종류는 카페인과 탄산이 없고, 무가당음료가 추천되며 너무 차갑거나, 뜨거운 온도는 피하는 것이 좋습니다.

권장되는 수분 종류	권장되지 않는 수분 종류
생수 또는 보리차, 카페인이 없는 차 (둥글레차, 보리차, 옥수수 수염차, 우엉차, 루이보스, 캐모마일, 페퍼민트 등의 허브차류)	카페인이 함유된 커피, 홍차, 녹차 및 탄산음료, 이온음료, 탄산수 등

(?) 탈수가 온 거 같아요.

(!) 수술로 인해 음식물이 넘어가는 구간이 많이 좁아지고 부어서 수분 섭취하는 것이 다소 어려워집니다. 또한 수술 전부터 물을 챙겨먹지 않았던 사람인 경우, 수술 후 자주 수분 섭취를 하는 것은 쉬운 일이 아닙니다.

체내 수분이 부족하면 아래와 같은 증상들이 나타날 수 있고, 적시에 관리해주지 않으면 심장, 신장, 뇌 등 여러 장기에 영향을 미칠 수 있습니다.

-탈수의 위험 요소

적은 수분 섭취(1일 500㎖ 이하), 적은 식사량(1일 1-2회 이하), 잦은 설사나 구토, 과도한 운동 등

-탈수의 증상

소변량이 줄거나 색이 진한 경우, 오심, 두통, 어지러움, 기운 없음, 숨이 참, 과도한 체중 감량 등

-위와 같은 탈수의 증상이 있다면 어떻게 해야 할까요?

1. 먼저 해당 주치의 또는 병원과 통화를 해서 증상을 확인받습니다.
2. 충분한 수분 섭취가 필요합니다.
- 이온음료와 생수를 1:1로 희석해서 조금씩 자주 마십니다.
- 국 국물(멸치 육수, 맑은 고기 육수, 야채 육수, 동치미 국물 등)을 물에 희석해서 조금씩 마셔줍니다. 기름진 국물(사골국물 등)이나 자극적인 국물(된장, 고추장, 고춧가루 등이 들어간 국물)은 피합니다.
3. 2-3일 정도 경과를 지켜봅니다.

🥄 단백질

단백질은 3대 주영양소 중 하나이며, 체내 기관 구성, 효소, 호르몬 등을 이루는 주성분입니다. 수술 후 1회 식사량은 종이컵 1컵 이하로 줄어들기 때문에 단백질 섭취가 부족해지고 소화흡수장애로 근육 소모, 탈모, 빈혈, 면역력 저하 등이 발생될 수 있습니다. 그래서 수술 후에는 다른 영양소보다 단백질의 섭취가 중요하며, 단백질 급원식품 (고기, 생선 및 해산물 계란, 두부, 콩류 등)으로 하루 권장량만큼 섭취해야 합니다. 수술 직후에는 고형식 섭취가 어렵기 때문에 단백질 파우더를 이용하는 것이 필요합니다.

🍴 권장되는 단백질 주요 식품의 예시

육류	어패류	난류	두류
기름기 적은 소고기, 돼지고기	흰살 생선, 갈치, 조기, 가자미, 동태, 대구 등	계란, 메추리알	검은콩, 대두, 두부
껍질을 제거한 닭고기, 오리고기 등의 가금류	등푸른 생선 고등어, 삼치, 꽁치 등		
	오징어, 새우, 조개, 문어, 낙지, 건어물 등		

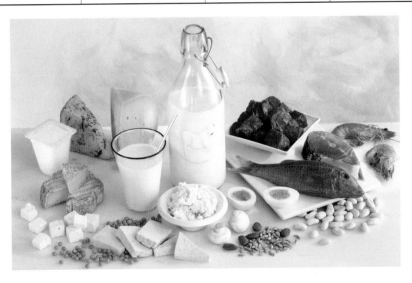

🥄 탄수화물

정해진 권고량은 없으나 중추신경계 활동에 필수적인 영양소입니다. 하지만 과도한 섭취 시 소화불량, 체중 증가, 덤핑증후군이 유발될 수 있어 주의가 필요합니다.

탄수화물 섭취는 수술 시기에 따라 탄수화물 섭취 종류와 섭취량이 달라질 수 있습니다. 수술 6개월 후에는 모든 종류의 탄수화물 섭취가 가능합니다. 하지만 체중 재증가, 덤핑증후군, 고인슐린혈증을 예방을 위해 정제당이 높은 식품의 제한은 필요합니다. 대신 통곡물, 전곡류, 콩류, 채소, 유제품 및 과일 등의 복합 탄수화물을 섭취하도록 합니다.

🍴 권장되지 않는 탄수화물 식품의 예시

단순당	음료	유제품	제과제빵류	과일류	양념류
설탕, 꿀, 잼, 사탕, 당밀, 시럽	탄산음료, 이온음료, 레몬에이드, 과일 주스, 유자차, 모과차 등 달콤한 차	가당 우유 (바나나, 딸기, 초코 등), 가당 요구르트, 아이스크림	케잌, 파이, 쿠키, 도넛츠, 설탕 씌워진 씨리얼	말린 과일, 시럽에 절인 통조림 또는 즙류	샐러드 드레싱, 스테이크 소스 등의 양념류

🥄 지방

수술 후 저지방 저열량식이 필요하나, 심혈관질환 위험 감소를 위해 필수지방산 섭취는 필요합니다. 필수지방산을 섭취하는 방법은 등푸른 생선을 주 2회 정도 섭취하거나, 음식을 조리할 때 식물성 기름을 소량 사용하는 것이고, 그것만으로도 하루 권장량만큼 충분히 섭취할 수 있습니다. 식사 외에 일부러 지방을 섭취하는 경우(예: 공복에 기름 1-2수저 먹기)는 소화불량, 구역감, 설사를 유발할 수 있기 때문에 올바르지 않습니다. 또한 포화지방산과 트랜스지방산은 혈중 콜레스테롤 농도를 증가시키므로 제한합니다.

지방의 종류

✔ 불포화지방산: 혈중 콜레스테롤을 낮추고 심혈관 위험을 감소시킴.

　예) 참기름, 들기름, 올리브유, 해바라기씨유, 견과류, 등푸른 생선

✔ 포화지방산: 혈중 콜레스테롤 상승시킴.

　예) 소기름, 돼지기름, 베이컨, 버터, 팜유

✔ 트랜스지방산: 식물성기름을 동물성기름으로 제조하는 과정에서 튀김 등 고온의 열

　에 의해 생성되는 지방

🌿 비타민과 무기질

비타민과 무기질은 신체의 다양한 생물학적 대사에 필수적인 인자이기 때문에 하루 필요량의 섭취량 준수가 필요합니다. 하지만 수술 후 1년까지는 식사량 자체가 제한적이라 여러 결핍 현상들이 나타날 수 있습니다. 그뿐 아니라 수술로 인해 비타민과 무기질이 흡수될 때 필요한 소화효소가 부족해지고, 그 영양소가 흡수되는 구간이 짧아져 흡수력도 떨어집니다. 그래서 일부 특정 비타민과 무기질은 일반 성인 권장량보다 더 많은 용량을 보충해야 합니다(예: 철분, 칼슘, 비타민B$_{12}$ 등).

식품으로 그 권장량만큼 충족하기 어렵기 때문에 수술 후 최소 1년간은 고용량의 비타민과 무기질 보충제를 섭취하고(47쪽 참고), 수술 후에도 외래 일정에 따라 정기 검진을 받도록 합니다.

수술 후 필요한 물품들을 수술 전 미리 준비합니다.

🥄 단백질 파우더

볼록한 주머니 모양이었던 위가 수술로 인해 작고 좁아지게 되어 식사 불편감이 생깁니다. 바뀐 위 모양으로 수술 이전의 일반 식사를 진행하기 위해서는 3개월 정도의 시간이 필요합니다. 3개월 동안은 적은 용량으로 고단백의 영양을 섭취하기 위해 단백질 파우더를 이용하여 섭취하도록 합니다.

영양정보	총 내용량 00g 000kcal
총 내용량당	1일 영양성분 기준치에 대한 비율
나트륨 00mg	00%
탄수화물 00g	00%
당류 00g	00%
지방 00g	00%
트랜스지방 00g	
포화지방 00g	00%
콜레스테롤 00mg	00%
단백질 00g	00%

1일 영양성분 기준치에 대한 비율(%)은 2,000kcal 기준이므로 개인의 필요 열량에 따라 다를 수 있습니다.

단백질 파우더 선택 시 고려사항

① 1회 제공량, 1회 열량
② 1회 제공량에 포함된 단백질 함량
③ 탄수화물, 지방 함량(5g 미만)
④ 인공향, 카페인 무첨가 제품

❓ 유청단백? 대두단백?이 무엇인가요?

유청단백 (WP, Whey Protein)		대두단백 (ISP, Isolated Soybean Protein)
우유에서 뽑아낸 단백질로 대두단백질보다 흡수율이 좋음		대두에서 뽑아낸 식물성 단백질
분리유청단백 (Whey Protein Isolate, WPI)	농축유청단백 (whey protein concentrate, WPC)	분리대두단백 (Isolated Soybean Protein, ISP)
정제율이 높음 유당 및 유지방의 함량은 상대적으로 낮은 대신에 단백질 비중이 높음(90% 이상) 유당불내증 환자들에게 안전함	정제율이 낮음 유당 및 유지방의 함량은 상대적으로 높고 단백질 비중이 낮은(80% 정도) 대신에 우유의 맛을 상대적으로 많이 함유하고 있어 관능 부분에서 우수함	탈지대두에서 단백질을 추출하여 순도를 높인 식물성 단백질 유당이 함유되어 있지 않기 때문에 민감한 사람 또는 식물성 단백질을 선호하는 사람에게 권장됨

단백질 파우더 제품의 예시

종류		분량 (g)	단백질 (g)	탄수화물 (g)	지방 (g)	에너지 (kcal)	주원재료
프로맥스 (한국메디컬푸드)		3스푼 (10)	9	0	0	35	분리유청단백
뉴케어프로틴퍼펙트 (대상)		1포 (11)	9	0	0	38	분리유청단백
퍼스널단백질 파우더 (허벌라이프)		2스푼 (12)	10	1 미만	0	45	분리대두단백 농축유청단백
뉴트리파이토프로틴 (암웨이)		1스푼 (12.5)	10	1 미만	0	45	분리대두단백
임팩트웨이프로틴 (마이프로틴)		1스푼 (25)	21	1.0	1.9	103	농축유청단백 분리유청단백
웨이프로틴 단백질 WPI 포대유청 (원데이뉴트리션)		2스푼 (30)	27	0.5	0.4	114	분리유청단백
ISOPURE ZEROCARB PROTEIN, 쿠키앤크림 (ISOPURE)		1스푼 (31)	25	0	0	100	분리유청단백

*상기 제시된 스푼은 해당제품에 포함된 스푼을 의미함
단백질 쉐이크 만드는 방법 → 147쪽 참고

🥄 유제품

유제품은 단백질과 칼슘의 급원 식품으로 단백질 파우더와 혼합하여 혹은 간식으로
매일 1-2번씩 섭취하는 것이 좋습니다.

🍴 우유 선택 시

우유 선택 시 지방 함량을 조절한 저지방, 무지방 우유를 선택합니다.

	에너지(kcal)	당질(g)	단백질(g)	지방(g)
일반우유	125	10	6	7
저지방우유	80	10	6	2
무지방우유	50	10	6	0

🍴 무가당 발효 유제품 제품의 예시

'설탕 무첨가', '플레인' 등의 문구가 있는 제품으로 선택합니다.

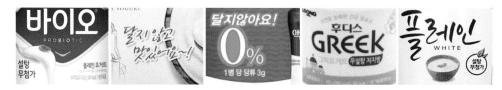

🍴 유당이 없는 제품의 예시

유당불내증이 있는 경우 아래와 같은 제품을 이용합니다.

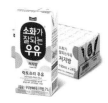 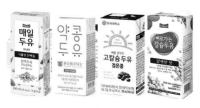 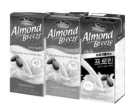

저지방 소화가 잘되는 우유　　　무가당/ 담백한 두유　　　아몬드 밀크(아몬드 브리즈)
(락토프리 우유)　　　　　　　　　　　　　　　　　단백질 함량이 우유보단 적음

🌿 종합 영양제 보충

미국비만대사수술학회(American Society for Metabolic & Bariatric Surgery, ASMBS)에서 비만대사수술 후 환자를 위한 비타민과 무기질 권장량은 다음과 같습니다.

구매 기준: 비타민과 무기질 종합 제품이며 씹기 편한 형태로 구매합니다.
　　　주의! 어린이용, 구미(젤리 형태)는 당분 함량이 높으므로 구매하지 않습니다.

비타민	Vitamin A	5,000-10,000IU/d (1,500-3,000mcg)
	Vitamin D	3,000IU/d (혈중 25(OH) vitD 수치가 30ng/mL 이상 유지될 때까지)
	Vitamin E	15mg/d
	Vitamin K	90-120µg/d
	Vitamin B$_{12}$ (Cobalamin)	350-1,000µg/d
	Vitamin B$_1$ (Thiamin)	12mg/d 이상, 고위험 환자는 15-100mg/d
	Folate (Folic Acid)	400-800µg/d, 가임기 환자는 800-1,000µg/d
무기질	Calcium	1,200-1,500mg/d
	Iron	남자 및 빈혈 이력이 없는 경우 18mg/d 월경 중인 여자 및 빈혈 이력이 있는 경우 45-60mg/d
	Zinc	위소매절제술/조절형 밴드술의 경우 8-11mg/d 위우회술의 경우 8-22mg/d
	Copper	위소매절제술/조절형 밴드술의 경우 1mg/d 위우회술의 경우 2mg/d

Centrum Adults Chewables

ProCare Health Once Daily Bariatric Multivitamin Chewable
철분 함량 선택 가능(45mg, 18mg, Iron free)

Celerate MULTIVITAMIN SOFT CHEWS

fusi♥n
Bariatricfusion Complete Chewable Bariatric Multivitamin

 알약 형태의 보충제 예시

Centrum Silver Adults

ProCare Health Once Daily Bariatric Multivitamin Capsule
철분 함량 선택 가능(45mg, 18mg, Iron free)

Celebrate Bariatric Multivitamin

fusi♥n
Bariatricfusion One PER Day Bariatric Multivitamin Capsule with 45mg IRON

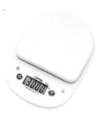

전자저울

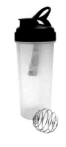

쉐이커볼

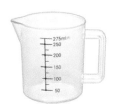

계량컵

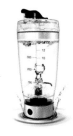

휴대용 전동쉐이커

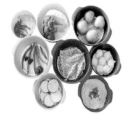

전자레인지용 찜기

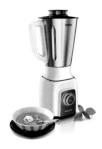

믹서기

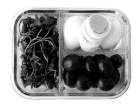

도시락 용기

수술 후 생길 수 있는 불편감과 예방법

덤핑증후군

덤핑(dumping)이란 '한꺼번에 쏟아버린다'라는 뜻입니다. 수술로 인해 위장관 구조가 바뀌면서 다량의 위 내용물이 소장으로 급격히 이동하면서 발생하는 증상입니다. 특별히 단 음식, 짠 음식, 기름지거나 조미료가 많이 들어간 음식들을 섭취했을 때 잘 발생됩니다. 덤핑증후군이 생기면 어지러움, 빈맥, 복통, 두통, 식은땀 등의 저혈당 증상과 설사 같은 증상들이 단일 혹은 복합으로 발생될 수 있습니다. 수술 후 6개월이 넘어가면 대부분 잘 적응하게 됩니다.

예방법

- 식사 후 약 15분에서 30분 사이에 나타나는 조기 덤핑증후군은 단순당이 많이 함유된 음식물을 섭취한 경우, 식사 속도가 빠르거나 과식한 경우 발생할 수 있으며 모든 음식은 충분히 씹고, 단당류가 많은 음식의 과잉 섭취를 피하면 예방할 수 있습니다.
- 식사 후 약 2시간 정도에 나타나는 후기 덤핑증후군은 식사를 탄수화물로만 섭취한 경우 발생할 수 있으며, 식사를 단백질찬과 채소찬 위주로 섭취하고 탄수화물을 적게 섭취하면 예방할 수 있습니다.

덤핑증후군을 유발하기 때문에 피해야 할 식품					
단순당	음료	유제품	제과제빵류	과일류	양념류
설탕, 꿀, 잼, 사탕, 당밀, 시럽	탄산음료, 이온음료, 레몬에이드, 과일 주스, 유자차, 모과차 등 달콤한 차	가당 우유 (바나나, 딸기, 초코 등), 가당 요구르트, 아이스크림	케익, 파이, 쿠키, 도넛, 설탕 씌워진 씨리얼	말린 과일, 시럽에 절인 통조림 또는 즙류	샐러드 드레싱, 스테이크 소스 등의 양념류

메스꺼움, 구토

식사 속도가 빠르거나, 한번에 많은 양을 섭취하거나, 잘 씹지 않고 삼키는 경우, 소화가 어려운 식품을 섭취한 경우 발생할 수 있습니다.

식사량과 식사 속도를 조절하고, 부드럽고 소화가 잘 되는 식품으로 섭취합니다.

설사

고농도의 단 음식, 기름진 음식, 맵고 자극적인 음식을 먹거나, 과식하는 경우에도 나타날 수 있습니다.

예방법

설사 유발 요인들을 피하고, 설사 시 탈수가 유발될 수 있으므로 충분하게 수분을 섭취합니다.

변비

수술 후 초기에 식사와 수분 섭취량 감소로 일시적으로 변비가 나타날 수 있으나, 음식 섭취량이 증가되면서 점차 해결됩니다.

예방법

충분한 수분 섭취와 파우더 형태의 유산균제를 복용하고 발효 무가당 유제품을 이용하면 도움이 될 수 있습니다.

잦은 가스, 지독한 냄새

공기가 위에 오래 머무르지 못하고 소장으로 쉽게 내려가 가스가 자주 발생하며, 소화가 덜 이루어진 상태에서 음식물이 장내로 내려오면서 가스 냄새가 심해집니다. 또한 만성변비 등에 의해 방귀 냄새 심해지기도 합니다.

예방법

음식물이 충분히 소화될 수 있도록 식사를 천천히 하시고, 변비를 예방합니다.

탈수

수분 섭취 부족으로 탈수가 초래될 수 있는데, 특히 지속적으로 메스꺼움, 구토, 어지러움, 식욕 저하가 있거나 급격한 체중 감소가 나타날 수 있습니다.

예방법

탈수를 예방하기 위해서는 적어도 1일 1.5리터 이상의 수분 섭취를 합니다(40쪽 참고).

프로요요러의 수술 후기

전○○ 님 (2020년 11월 30일, 2차 위우회술 시행)

나는 요요퀸

수술 전 저는 20살 때 위밴드수술로 최대 130kg였던 몸무게에서 최저 88kg까지 뺐었습니다. 그때는 엄청난 물도 못 먹을 정도로 위밴드를 조여놔 먹고 토하고를 반복해서 살을 뺀거 같아요.

하루하루 몸무게에 집착하고 몸무게가 빠지지 않으면 그날 저녁은 굶거나 우유와 단백질 파우더로 연명하며 살았습니다.

그렇게 좋지 않은 습관으로 살다보니 자다가 끈적끈적한 피와 침을 토했고, 베개가 피범벅이였던 적이 네 다섯 번 정도 되어 병원을 가서 조여놨던 밴드를 약간 풀고 나왔습니다.

묶여있던 위를 가지고 살다가 이제는 음식이 좀 편하게 들어가니깐 저는 브레이크가 고장난 폭주기관차 마냥 좋아하던 음식들을 미친듯이 먹기 시작했죠. 불과 한 달이 안 되어 다시 100kg가 넘었던 기억이 있어요. 그러다보니 내 자신이 부끄럽고 멍청하다고 느껴져 그 뒤로 위밴드 병원을 가지 않았습니다.

시간이 지날수록, 제 몸무게는 조금씩 천천히 올라갔던 거 같아요. 지금 생각해보면 멍청했던 행동이었지만 이미 지나간 과거, 그냥 뚱뚱한 채로 살자 포기하게 되었던 거 같아요. 여전히 음식을 먹고 토하고 다시 먹는 생활을 했어요. 심하면 양치를 하다가 위액을 토하기도 하여, 결국 올해 초 돈을 모아 타 병원에서 위밴드 제거수술을 받았습니다.

그나마 위밴드가 제 몸무게를 천천히 잡아주었던 것이었을까요? 제거수술 후 더 살이 찌니깐 제 자신을 더 포기하게 되더라고요. 퇴근 후 스트레스 받으면 무조건 내가 좋아하는 음식을 먹었어요.

어느새 체중계에 143kg 찍자마자 이건 정말 심각하구나 느꼈습니다. 13살 때부터 친구였던 가장 친한 친구에게 고민을 털어놓고 "위절제술이라는 게 있더라… 나 이거 하고 싶어, 근데 위밴드처럼 또 실패할까봐 두렵다." 라고 털어 놓자 친구가 몇 주 후 "나도 그 수술 하고 싶다. 같이 하자"고 말했고 저는 든든한 지원군을 얻었습니다.

1차 수술 위밴드를 실패 후 저는 사실 의사 선생님에 대한 불신과 "이 병원도 나를 돈으로 보겠지" 라는 생각으로 초진을 보게 되었습니다. 그러나 초진을 보고 나서 제 마음은 180도 바뀌게 되었습니다. 친절한 간호사 선생님과 솔직하고 궁금한 점을 시원시원하게 대답해주시는 김용진 선생님을 보며 바로 수술 전 검사와 수술 날짜를 잡고 나왔어요. 집으로 돌아가는 차 안에서 친구와 어벤져스 선생님들을 입이 마르도록 칭찬을 했던 기억이 납니다.

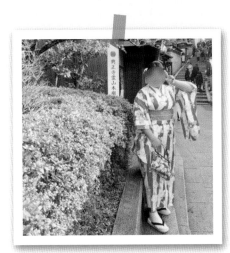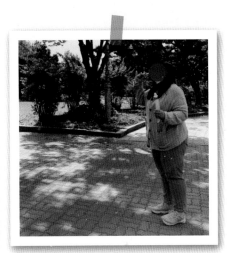

〈수술 전 최고몸무게일 때〉

아직은 아가 위 적응중

2020년 11월 30일 수술 전 저는 140㎏ 몸무게로 수술대 올랐고, 약 12일 차 어제 아침 기준으로 127.7㎏입니다.

약 12일 차인데 워낙 몸무게가 많이 나갔고 수술한 주에는 몸무게가 많이 빠졌지만 현재는 느리게~~ 빠지고 있습니다. 하루에 이 칼로리밖에 안 먹는데 이 정도밖에 안 빠져?! 라는 울컥한 감정을 느낄 때도 있지만 최대한 몸무게 숫자에 집착하지 않고 조급하지 않고 살을 빼기 위해 마인드컨트롤 중입니다. 퇴원 후 물을 많이 먹지 못해 정말 많이 힘들었지만, 엄마가 시금치 미음을 해주셔서 50g씩 먹고나니 체력을 회복하기 시작했습니다.

일주일 후부터는 하루에 적어도 물을 1~1.5L 마시기 위해 출근 전 편의점에서 생수 500㎖ 3개를 사서 하루 동안 마시고 있고, 단백질은 적정량을 못 먹고 있지만 하루에 한 끼와 간식분량인 유제품 200㎖ +단백질 파우더 20g은 먹으려고 노력하고 있습니다.

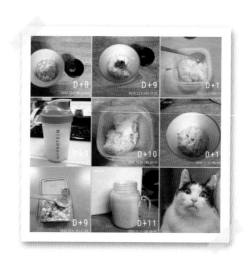

내가 날씬해진다면

아직 수술 13일 차여서 이미 몇 개월, 몇 년 전 수술하신 분들처럼 날씬하지 않지만 정말 20대 여자들이 소소하게 일상에서 하는 일들을 해보고 싶어요.

평범한 옷가게에서 옷을 산다든지, 소개팅을 해본다든지, 남자친구와 함께 내 나이 또래 친구들처럼 클럽을 가본다든지, 내 몸무게에 안전벨트가 끊겨 놀이기구에서 추락사하는 것 아닌지 하는 이런 쓸데없는 걱정들까지 이제는 작별하고 싶습니다!

수술한다고 고백하니 진심으로 응원을 해준 내 친한 친구들, 수술 전 평소 내가 좋아하는 메뉴 먹자며 기차타고 함께 여행간 친구와 이제 다이어트 열심히 하라고 믹서기를 선물해준 회사 동료 선생님들, 그리고 날씬해진 모습을 가장 기뻐하실 가족들을 위해서라도 열심히 다이어트 하려고요.

제가 열심히 살을 빼서 남동생도 수술하고 싶단 생각을 가지는 게 제 소박한 목표입니다!!
2021년에는 더 날씬하게 살아봐요. 우리 화이팅!!!

수술 후 변화된 점들

한○○ 님(2020년 6월 17일, 루와이 위우회술 시행)

수술을 하게 된 계기는 갑작스레 찾아온 두통과 생리불순이었습니다.

20살 이후 2번 정도 크게 체중 감량했다가 요요로 더!!! 크게 증가된 체중은 이미 130㎏을 넘겼었고, 2019년 여름부터 혈압약을 먹기 시작했어요. 생리불순과 함께 다낭성 난소증후군도 진단받고 병원을 이곳저곳 다니고 있었고 살을 빼야만 한다고 의사분들마다 한마디씩 하셨죠.

저도 살 빼야 된다는 건 알지만 이미 요요의 두려움을 아는 저는 다이어트를 하는 것도 무서웠습니다. 살을 빼봤자 요요로 다시 찌는 것이 더 무서웠어요!! 그래서 오히려 수술을 쉽게 결정할 수 있었습니다. 제가 수술을 결정하면서 걱정스러웠던 건 추후 위내시경 접근이 어렵다는 점이었지만, 비만을 해결할 수만 있다면 더한 것도 할 수 있다는 각오가 되어 있었습니다.

이제 수술 전 모습부터 보여드릴게요!

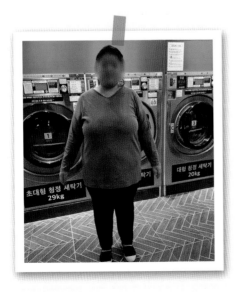 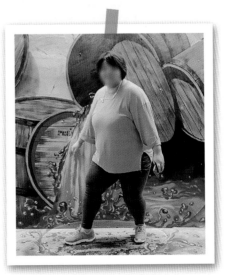

교수님을 만나기 전에 우선 내과와 산부인과 등 다른 곳에서 받을 수 있는 진단을 모두 받았습니다. 또한 각 의사 분들로부터 비만대사수술에 대한 소견도 얻었습니다. 그리고 수술방법에 대해 알아본 뒤 나에겐 루와이 위우회술이 더 적합하겠다는 생각을 가지고 김용진 교수님께 연락을 드렸고 바로 외래예약을 잡게 되었습니다. 외래에서 한번 만난다고 당장 수술하는 거 아니니깐 한번 뵙자 싶었어요. 그런데!! 외래에서 아주 반해버렸어요. 제가 생각하고 있던 그것들을 말로 해주셔서 더 고민하지 말자 싶어서 다 덮어놓고 그냥 교수님이 하라는 대로 따라갔습니다.

3월말 첫 외래 이후부터 체중을 약간 감량해서 6월 17일경에도 124㎏ 정도로 수술을 받았습니다. 6개월 동안 38㎏ 감량되었어요!! 첫달에 11㎏ 가까이 감량하고, 그 뒤로 한 달에 4-5㎏씩 꾸준히 감량하다가 10월 말부터 식욕억제제 처방받고, 11월 11일부터 출근해서 12월 현재까지 한 달로써는 최대치인 8㎏ 가까이 감량되면서 큰 폭으로 감소되었습니다.

정체기는 2번 정도 있었어요! 수술 후에 체중의 10% 감량 끝나고 3주 정도 1차 정체기, 뒤에 꾸준히 감량하다가 9월말-10월 사이에 3주 정도 정체되면서 식욕이 너무 심해져서 수술 전에 먹던 식욕억제제인 큐시미아를 다시 먹게 되었습니다.

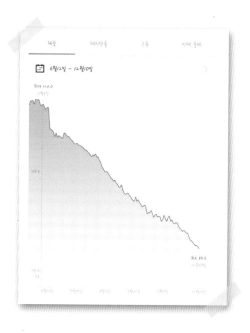

저는 일단 큰 이슈인 살 처짐이 거의 없었습니다. 얼굴은 오히려 "피부 좋아졌다", "더 어려보인다"는 말들을 많이 들었습니다. 팔뚝살은 첫달에 체중의 10% 감량 시작되자마자 쳐졌지만, 배나 허벅지는 감량될 때 살짝 주름이 쟈글쟈글 해졌다가 다시 없어지고를 반복하며 크게 처짐 없이 회복되고 있습니다.

다만 머리빠짐은 엄청 심했습니다. 제가 원래 머리숱이 정말 많은데, 수술 후 3개월 정도에 머리숱이 막 빠지기 시작할 땐 군데군데 듬성듬성해져서 같아서 정말 심란했어요. 6개월이 지난 지금은 머리숱이 비어보이거나 할 정도는 아닙니다!

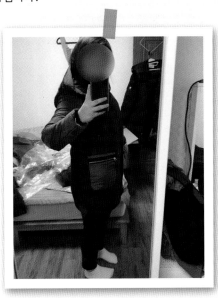

이제 가장 중요한 식단관리랑 음식섭취에 대한 이야기를 해야 되는데요.

처음에 저는 유제품류 다 좋아하는 편이라 영양사님의 첫 추천인 프로맥스 정도면 분유맛 같고 좋네! 라는 느낌으로 자신 있었습니다. 안되면 코 막고라도 먹을 테다!!!!!! 라는 마음으로 2박스나 사뒀어요. 하지만, 수술 끝나고 첫 1주일 만에 프로맥스는 다신 냄새도 맡기 싫은 음식이 되어버렸습니다. 대신 흰우유, 두유, 아몬드 브리즈, 콩물, 스트링치즈, 요거트 전부 돌아가면서 시도해가며 겨우 버텼습니다. 아몬드브리즈는 달달해서 너무 행복했고, 콩물에 소금 타 먹었을 때도 만족스러웠지만 며칠 안 갔어요. 이지현 영양사님이 추천해주신 단백질 파우더 사과맛, 곡물맛 등등 유튜브에서 본 초코맛 등 이것저것 단백질 파우더 많이 시도해 보았으나 너무 역해서 도저히 못 먹겠더라고요.

그때부터 지옥이 펼쳐졌습니다. 살기 위해 먹었어요. 먹고 토하고, 먹고 토하고, 먹고 토하고가 하루 일과였습니다. 한 모금이라도 잘 넘어갔으면 다행이고 안 넘어갔으면 다시 다른 음식을 준비해야 하는 생활이었지만, 다행히 수술과 함께 퇴사를 한 상황이라 버틸 수 있었습니다. 과일도 넘기기 힘들고 그나마 쉽게 넘길 수 있었던 건 카페에서 파는 착즙주스(사과당근/비트오렌지)뿐이었습니다. 나중에 영양사님께서 주스류는 그만 먹어야한다고 하셨지만 아직 못 끊었습니다.

단백질 파우더는 포기했지만 다행히 프쌤(밀크티맛)이라는 제품을 추천해주셔서 단백질 쉐이크로 넘어갈 수 있었고 지금은 셀렉스 스포츠(초코맛) 제품을 주식으로 해서 살고 있습니다. 먹고 토할 때부터 이미 식단이라는 규칙이 살짝 무너진 느낌이지만 다행히도 샤브샤브, 감자탕, 갈비탕은 물을 넣어서 한 번 더 끓인 상태에서 주로 고기랑 야채만 건져먹고 스테이크, 야채샐러드, 에그스크럼블, 생선구이는 간을 하지 않은 상태로 구매해 간단하게 조리해 먹었습니다. 하지만 어제 먹고 아프지 않았더라도 오늘은 먹고 아플 수 있기 때문에 회사에 다니면서부터는 저녁에만 음식을 먹고, 아침에 단백질 쉐이크 1개 점심에 단백질 쉐이크 1개와 사과 반개로 부담되지 않도록 챙겨먹고 있습니다.

딱 한 가지 지키는 게 있습니다! 바로 탄수화물! 탄수화물은 제가 굳이 먹지 않아도 단백질 쉐이크나 음식에서 섭취하기 때문에 최대한 안 먹을 수 있는 만큼 안 먹기로 했습니다. 그래서 아직도 밥이나 빵 등은 전혀 먹지 않고 외식을 해도 고기나 채소류만 먹습니다. 똑같이 회사사람들과 회식을 가서 밥만 안 먹고 식사를 하고요. 고기를 3-4점 상추쌈에 싸서 먹거나 국 같은 음식은 고기나 야채를 건져먹고 남은 건 포장해오거나 하는 등으로 참석하는 편입니다.

식단관리에서 제가 느꼈던 것은 수술 전에 제가 맛있게 먹었던 음식도 기억 속에 남아있기 때문에 먹고 싶을 때가 있습니다. 맵고, 자극적인 것들이요. 너무 먹고 싶어지면 가서 먹습니다. 한두 개만 먹어도 그 맛이 나지 않고 아프기 때문에 다시 먹고 싶단 생각자체가 들지 않게 되었습니다!
또 머릿속으로는 원래 먹던 것처럼 한 그릇 다 먹을 수 있을 것 같아서 식탐을 부리지만 결국 몇 숟가락 못 먹고 다 버리게 됩니다. 이때! 이걸 아까워하면 안 됩니다! 버릴 건 버리고 다음에 음식을 덜 준비하는 것이 옳은 방향이라고 생각했고 그 남은 음식을 아까워해서 먹으려 한다면 결국 체중 감량에 방해가 되었을 것이라 생각합니다!

수술 후에는 턱선과 목과 콧대가 생겼습니다! 예전에 입었던 옷이 다 커서 이번 겨울옷들은 다 새로 사야 했구요, 예전처럼 제 사이즈 찾아서 헤매지 않아도 대부분 77-88은 있으니깐 선택의 폭이 넓어져서 너무 행복합니다. 사고 싶은건 너무 많은데 아직 다 빠진 것도 아니니 자제하고 있어요!
또 운동하는 것도 신세계입니다! 어떤 운동을 해도 발 통증이 없고, 허리와 어깨 통증도 없고! 운동이 힘들지만 재미있습니다. 그래서 운동도 열심히 반복해서 하게 되었어요. 물론 아직도 일반인 체력도 못 따라간다고 생각하고 있지만 4-50분씩 음악을 들으며 걷고 있습니다! 앞으로 헬스장도 다니고 근력도 키우고 다른 운동도 재미있게 즐겼으면 좋겠어요!

끝으로 의료진분들과 수술을 하신 분들, 수술을 하실 예정이신 분들 모두 응원합니다! 감사합니다.

Part 3
비만대사수술 후
추천 메뉴

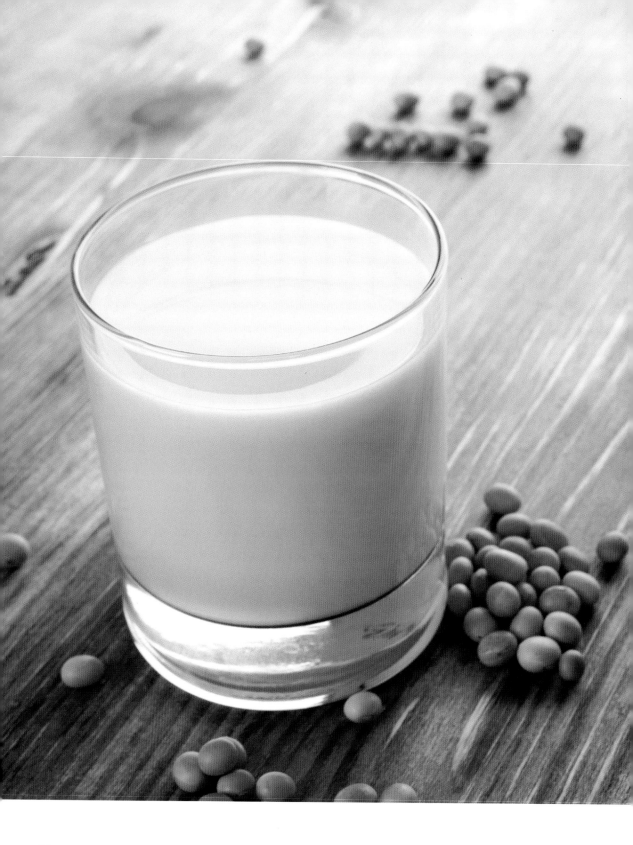

1 비만대사수술 후 시기별 식사 특징, 무엇인가요?

수술 직후

수술 직후인 입원 동안과 퇴원 후 하루, 이틀간은 무리하게 식사를 진행하지 않습니다. 이 시기에는 수술로 인해 위가 많이 부어있고 상처도 완전히 아물지 않았기 때문에 적절한 수분과 무가당 액체류를 소량씩 자주 섭취합니다.

✔ 식사 진행

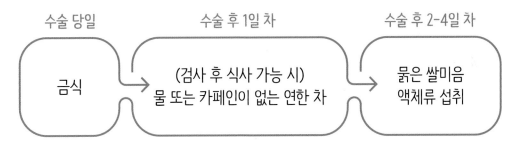

수술 당일 → 수술 후 1일 차 → 수술 후 2-4일 차

금식 → (검사 후 식사 가능 시) 물 또는 카페인이 없는 연한 차 → 묽은 쌀미음 액체류 섭취

✔ 식사구성: 묽은 미음, 저지방 우유, 무가당 두유, 플레인 요거트, 아몬드브리즈 등
✔ 식사량: 1회 50㎖ 이하
✔ 식사횟수: 1일 3-5회 식사, 소량씩 자주 섭취

수술 직후–1개월

수술 후 1개월 차까지 식사 섭취가 자체가 많이 불편합니다. 이전보다 위 크기도 많이 작아져 물조차 먹기 힘들 수 있으며, 조금만 양이 넘치거나 빨리 먹으면 더부룩함을 금방 느끼기 때문에 식사 조절을 어떻게 해야 할지 막막하기도 합니다. 이런 상황일수록 '식사를 잘 먹어야' 합니다. '식사를 잘 먹는다'라는 말을 모든 음식을 제한 없이 많이 먹어야 한다는 말은 아닙니다. 식사 섭취가 불편하다고 해서 식사를 거르거나, 소화가 편한 음식(이온음료, 아이스크림, 사탕, 초코렛 등)으로 식사를 때워 버리지 않도록 신경 써야 합니다.

그렇다면 어떤 음식을 먹어야 할까요?

적절한 체중 감량을 유도하면서 근육소실을 최소화하기 위해 단백질 쉐이크를 주 식사로 합니다. 단백질 쉐이크 외의 식품도 하루 1–2번 섭취합니다. 처음부터 고형식을 섭취하면 소화가 불편하므로, 처음에는 갈거나 으깬 퓨레 형태로 소량씩 시도하다가 다진 형태, 작게 자른 형태로 점차 이행하는 것이 좋습니다. 크게 덩어리져 있거나 길고 질긴 음식, 섬유질이 많은 음식은 피합니다. 맵거나 자극적인 음식, 튀김 등 기름진 음식도 피합니다.

✔ 식사구성
  – 주식: 단백질 파우더, 저지방 무가당 유제품
  – 부식: 부드러운 과일, 맑은 미음, 연두부등의 부드러운 단백질 식품
✔ 1일 권장 에너지: 400–600kcal(1회당 100–150kcal)
✔ 1일 권장 단백질 섭취량: 60g 내외
✔ 식사량: 1회 50–100㎖ 이하 또는 30–70g 이하
✔ 식사횟수: 1일 3–5회 식사

추천 메뉴가 궁금하시다면?

(67쪽) STEP 2 고단백 유동식(수술 후 4, 5–10일 차)
(75쪽) STEP 3 고단백 연식(수술 후 11일 차–1개월)

일반적으로 수술한 지 한 달이 지나면 이전보다 식사종류나 양, 속도에 있어서 많이 편해집니다. 그렇지만 수술 1-3개월까지는 노력 대비 쉽게 체중이 빠질 수 있는 시기이기 때문에 식사 관리의 끈을 놓아서는 안 됩니다. 충분한 단백질 섭취를 하기 위해 지속적으로 단백질 쉐이크를 하루 2-3회 섭취하며 하루 2-3회 탄수화물을 제외한 식품들을 섭취해 볼 수 있습니다. 식품군(33쪽 참고) 중 어육류군, 채소군, 과일군, 지방군, 우유군, 모두 골고루 섭취하되 과식하면 안 됩니다. 본인의 양보다 많이 먹으면 구토하게 되고, 이로 인해 식도염 등의 문제가 생길 수 있습니다.

수술 후 곡류군 섭취를 줄이는 것이 필요합니다. 곡류군 식품의 종류로는 밥뿐만 아니라 밀가루로 만들어진 과자, 빵, 면류, 고구마, 옥수수, 감자, 떡 등 탄수화물(당질)의 비중이 높은 식품들입니다. 아직 한번에 섭취할 수 있는 양이 적기 때문에, 탄수화물 섭취 비중이 높아지면 단백질 섭취가 부족해질 수밖에 없습니다. 또한 수술로 만들어진 위의 모양으로는 찰기가 있는 곡류군 섭취가 불편하여 소화불량을 일으킬 수 있고, 탄수화물 섭취가 늘면 체중 감량이 더딜 수 있기 때문에 현재 시기에는 줄이는 것이 좋습니다. 대신 유제품, 과일, 채소 식품으로 탄수화물 섭취를 하는 것이 바람직합니다. 고농도의 당분 섭취는 '덤핑증상' 및 더딘 체중 감소를 유발하므로 삼갑니다. 지방이 많은 음식은 자칫 오심을 유발할 수 있으며, 소화불량이 초래될 수 있으니 피합니다.

✔ 식사구성
   – 주식: 단백질 식품, 야채
   – 부식: 단백질 파우더, 저지방 무가당 유제품, 과일
✔ 1일 권장 에너지: 600-800kcal (1회당 150-200kcal 이하)
✔ 1일 권장 단백질 섭취량: 60-80g
✔ 식사량: 1회 50-150g (개인 식사 적응도에 따라 다름)
✔ 식사횟수: 1일 3-5회 식사

추천 메뉴가 궁금하시다면?
(95쪽) STEP 4 고단백 상식(수술 후 1-3개월)

수술 3개월 이후

체중 감량에 성공하기 위해서는 지속적으로 식단 관리를 해야 합니다. 비만의 치료 목표는 단순한 체중 감량이 아니라 감소된 체중을 유지하고 재발을 방지하는 것이기 때문에 수술 전과 다른 바람직한 식습관이 몸에 배이도록 노력해야 합니다.

식사는 아침부터 시작하여 규칙적인 식사 습관을 익히는 것이 첫 번째로 중요합니다. 아침에는 입맛이 없어서, 소화가 불편해서 거르고 건너 뛰는 경우 자연스럽게 간식이나 늦은 식사 섭취량이 늘어납니다. 아침에는 입맛이 없고, 소화가 어렵다면 유제품 1개나 과일 1쪽이라도 섭취하는 습관을 들이도록 합니다.

두 번째, 식사할 때는 단백질 식품, 채소 식품, 탄수화물 식품이 골고루 포함되도록 합니다. 식사를 바나나 1개, 빵 1개로 때우다 보면 금방 허기가 져서 조금씩 자주 먹는 습관이 생길 수 있습니다. 이런 조금씩 자주 먹는 습관은 체중 감소를 더디게 하므로 지양해야 합니다.

세 번째, 단당류는 지속적으로 피합니다. 단것들은 덤핑증후군을 유발할 수도 있지만, 또한 중요한 것은 체중 감량을 더디게 합니다(50쪽 참고). 대신 복합 탄수화물 섭취합니다.

✔ 식사구성
  – 주식: 단백질 식품, 야채
  – 부식: 단백질 파우더, 유제품, 과일, 견과류
✔ 1일 권장 에너지: 800–1,000kcal, 시간이 지남에 따라 점차 증가
✔ 1일 권장 단백질 섭취량: 60–80g
✔ 식사량: 1회 100g–200g, 개인 식사 적응도에 따라 다름
✔ 식사횟수: 1일 3–5회 식사

추천 메뉴가 궁금하시다면?
(114쪽) STEP 5 일상식(수술 3개월 이후)

2 비만대사수술 후 단계별 추천메뉴, 알아볼까요?

단계별 추천 메뉴

✔ **STEP 1 액상식**

✔ **STEP 2 고단백 유동식**

　두유 고단백 쉐이크, 바요 고단백 쉐이크, 토마토 고단백 쉐이크

✔ **STEP 3 고단백 연식**

　맑은 연두부탕, 콩비지 계란찜, 병아리콩 스프, 닭안심 밀크쉐이크, 삼색 달토시 볶음,

　새우컬리플라워 볶음밥, 돼지고기 완자구이, 콥샐러드, 라따뚜이

✔ **STEP 4 고단백 상식**

　닭고기 무쌈말이, 쇠고기 숙주볶음, 어묵면 샐러드, 포두부롤과 나또요거트 소스,

　밀푀유나베, 파프리카 돈안심채 볶음, 면두부 콩국수, 훈제오리 새송이 꼬치구이,

　구운 황태채

✔ **STEP 5 일상식**

　돼지고기 마파두부, 크래미지단 김밥, 순살삼치카레, 닭가슴살 미역비빔국수,

　로제곤약 떡볶이, 오징어연근 샐러드와 쌈장 드레싱, 훈제연어를 올린 단백질빵 카나페,

　나또돈안심김치 퀘사디아, 가자미 양파조림

CHECK!

해당 단계의 1회 적정 식사량에 따라 메뉴마다 1회분 혹은 2, 3회분 레시피로 작성되어 있습니다. 또한 레시피에는 주된 재료와 주된 조리순서가 삽입되어 있습니다.

STEP 1 액상식(수술 후 3, 4일)

이 단계는 입원 시 또는 퇴원 후 1–2일 정도 적용될 식사입니다. 이 단계의 목적은 식사를 시도하는 것에 있으니, 절대 무리해서 먹지 않도록 합니다.

	월(수술 당일)	화(입원 시)	수(입원 시)	목(입원 시)	금(퇴원 후)
아침	금식	물 소량씩 섭취	미음 30–50㎖씩 × 하루 3–6회 섭취	미음 30–50㎖씩 × 하루 3–6회 섭취	미음 혹은 저지방무가당 유제품 50㎖ × 하루 3–6회 섭취
간식1					
점심					
간식2					
저녁					

✔ 병원에 따라 입원기간, 식사 시작 시기가 다를 수 있습니다.

✔ 저지방무가당 유제품의 종류: 저지방 우유, 저지방 락토프리 우유, 무가당 두유, 플레인 요거트, 오리지널 아몬드브리즈로 중 선택하여 섭취하실 수 있습니다.

✔ 저지방무가당 유제품이란?(46쪽 참고)

고단백 유동식(수술 후 4, 5일-10일)

이 단계는 일반 식품의 소화를 가능하게 하는 시작과 연습 단계 입니다. 만들어진 위는 수술로 인해 아직 부어 있을 수도 있어 가능한 음식은 먹기 편한 형태인 액체나 약간 걸쭉한 농도로 갈아서 섭취하도록 합니다.

1회 섭취량은 30-50㎖입니다. 한끼로 먹으려고 했던 음식을 다 먹지 못했더라도 괜찮습니다. 남은 음식을 냉장 보관하여 다른 끼니로 섭취합니다.

✔ 1회 적정 식사량

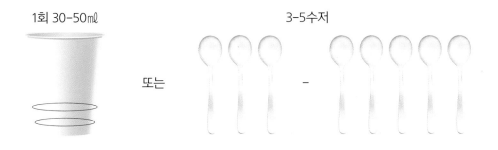

1회 30-50㎖   3-5수저

또는   -

추천 메뉴

두유 고단백 쉐이크(68쪽) 바요 고단백 쉐이크(70쪽), 토마토 고단백 쉐이크(72쪽)

두유
고단백 쉐이크

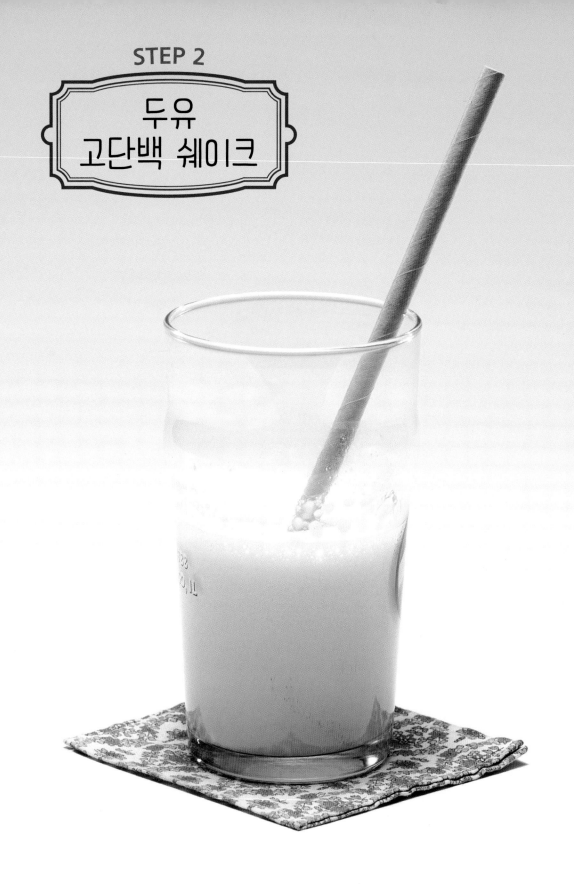

영양 성분(1회분 기준)

열량	탄수화물	단백질	지방	탄수화물:단백질:지방 비율
95kcal	2g	15g	3g	10:65:25

식재료

(1회분, 가식부)

무가당 두유 ·············· 80㎖
단백질 파우더 ··········· 11g(2T)

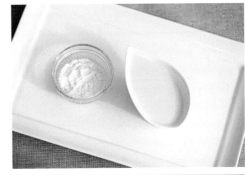

조리순서

1 믹서에 분량의 두유를 담는다.

2 1에 분량의 단백질 파우더를 넣고 믹서를 가동한다.

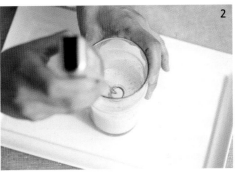

TiP

✔ '약' 단계로 믹싱한다.

✔ 강도가 세면 튈 수 있으므로 반드시 믹서 덮개를 사용한다.

STEP 2

바요
고단백 쉐이크

식재료

(2회분, 가식부)

바나나	....	30g
무가당 요거트	....	70㎖
우유	....	100cc
단백질 파우더	....	22g(4T)

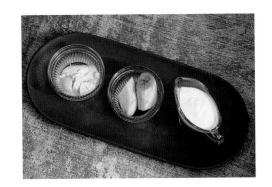

조리순서

1 바나나는 겉껍질을 제거하여 준비한다.

2 믹서용기에 분량의 무가당 요거트와 단백질 파우더 및 1의 준비된 바나나를 넣는다.

3 분량의 우유를 넣고 믹서를 가동한다.

TiP

✔ 저지방, 무가당 요거트를 활용하면 불필요한 에너지 섭취를 줄일 수 있다.

✔ 우유는 개인의 취향에 맞춰 가감하며 농도를 조절해도 무방하다.

토마토
고단백 쉐이크

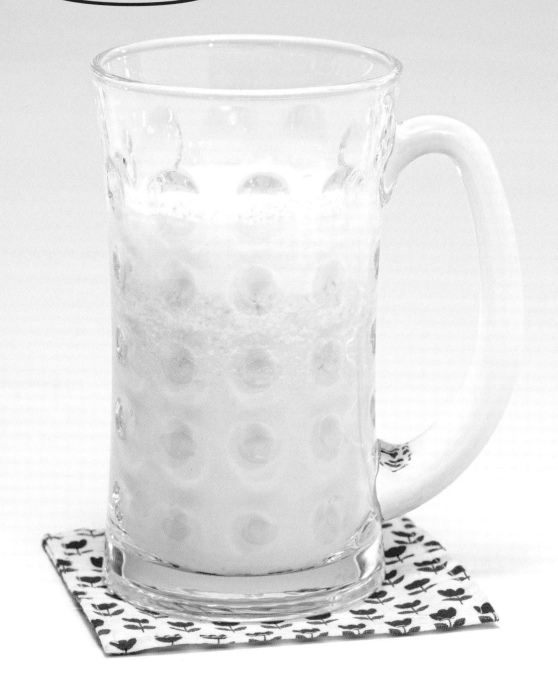

🥘 식재료

(2회분 기준, 가식부)

토마토	60g
우유	100cc
단백질 파우더	11g(2T)

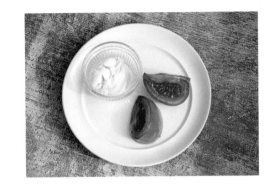

🍲 조리순서

1   토마토는 세척 후 꼭지를 제거하고 4등분한다.

2   믹서에 1을 넣고 분량의 우유와 단백질 파우더를 넣는다.

3   중간단계에서 믹서를 가동한다.

🍴 TiP

✔ 좀 더 부드럽게 음용하려면 토마토를 끓는 물에 데쳐 껍질을 벗긴 후 식혀 사용한다.

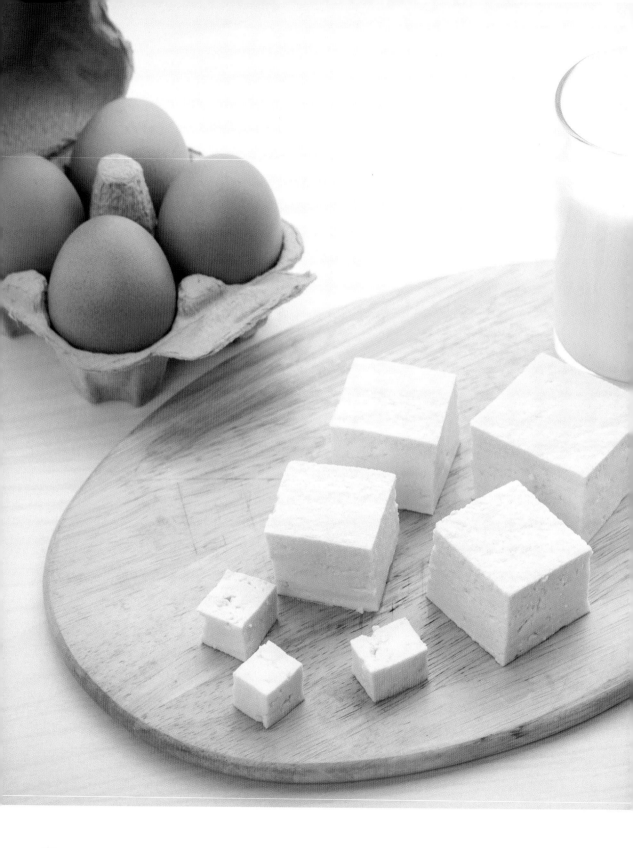

비만수술전문가가 추천하는 맞춤 식사 가이드

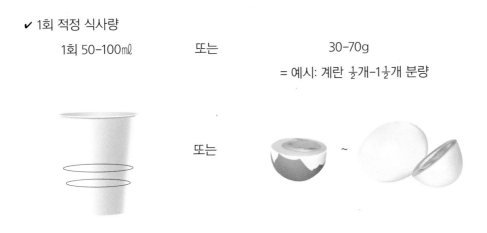

STEP 3 고단백 연식(수술 후 11일-1개월)

단백질 파우더를 주식으로 하며, 형태가 있는 음식을 조금씩 시도합니다.

1회 일반적인 섭취량은 50-100㎖ 또는 30-70g입니다. 이 시기 식사의 목적은 일반 식품 섭취 시 불편감을 최소화하기 위함입니다. 같은 시기에 수술을 받았다 하더라도 수술법과 개인 적응도에 따라 식사량은 다를 수 있으므로, 권장량을 억지로 먹으려고 하지 않습니다. 1회 섭취량은 일반적인 양을 의미하지 절대적인 목표량을 의미하지 않습니다. 식사 시 혹은 식사 후 통증이나 불편감 등의 느낌이 있다면 식사를 중단합니다. 무시하고 계속 드신다면 구토가 발생할 수도 있습니다.

✔ 1회 적정 식사량

1회 50-100㎖   또는   30-70g

= 예시: 계란 ½개-1½개 분량

또는

또는   ~

추천 메뉴

맑은 연두부탕(76쪽), 콩비지 계란찜(78쪽), 병아리콩 스프(80쪽), 닭안심 밀크쉐이크
(82쪽), 삼색 달토시 볶음(84쪽), 새우컬리플라워 볶음밥(86쪽), 돼지고기 완자구이(88쪽),
콥샐러드(90쪽), 라따뚜이(92쪽)

맑은 연두부탕

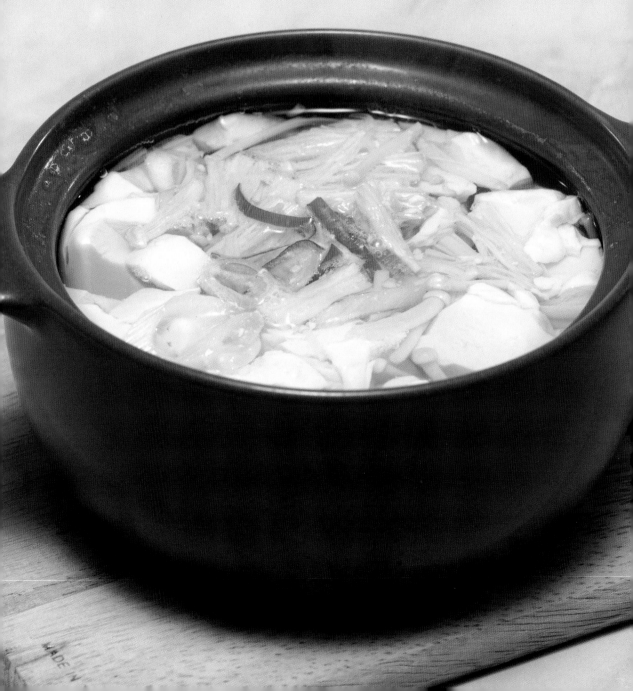

식재료

(2회분, 가식부)

연두부	1모(150g)
팽이	20g
새우젓	5g
다시마	1조각(5×7)
대파	10g
다진 마늘	3g
생수	200㎖
소금 약간, 후추 약간	

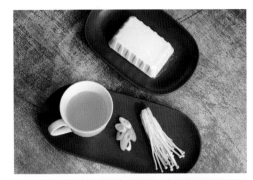

조리순서

1 물 200cc에 다시마 한 조각을 넣고 끓인 후 다시마는 건져내고 다시물을 준비한다.

2 팽이는 밑동을 잘라낸 후 한 입 길이로 절단, 대파는 송송 썰고 순두부는 포장을 제거하여 준비한다.

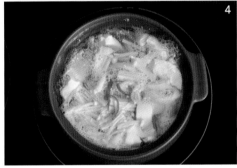

3 1의 육수를 센 불에서 끓인 후 마늘, 새우젓을 넣고 간을 맞추며 2의 연두부와 팽이를 넣는다.

4 3이 한소끔 끓으면 송송 썬 대파를 올리고 약간의 소금과 후추를 넣는다.

||| TiP

✔다시물을 끓일 때 끓어 넘칠 수 있으므로 뚜껑을 열어 둔다.

✔연두부는 끓으면 쉽게 부서지므로 절단하지 않는 것이 모양새가 좋다.

콩비지 계란찜

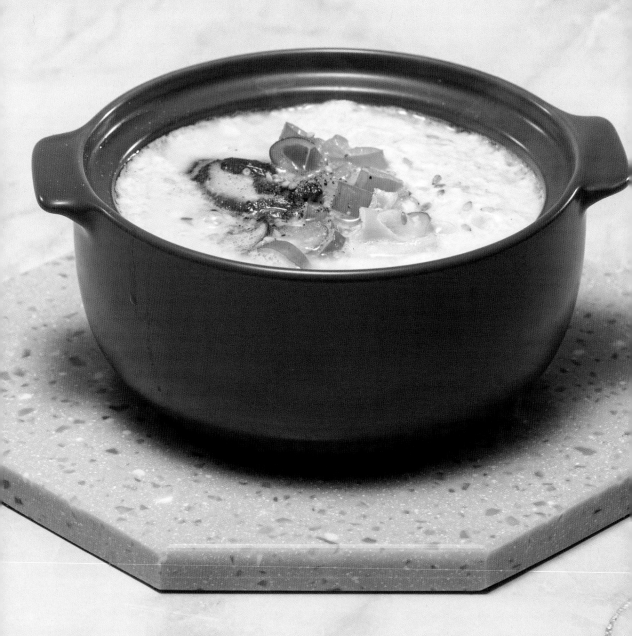

🍲 식재료

(2회분, 가식부)

콩비지	······················	100g
계란(중란)	················	1개
대파	·····················	10g
생수	·····················	50㎖
소금 약간		

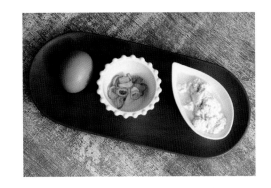

🍳 조리순서

1 콩비지는 포장을 제거하여 준비, 계란은 풀어 준비한다.

2 대파는 송송 썰어 준비한다.

3 냄비에 분량의 생수, 1의 콩비지와 계란을 넣고 소금을 약간 넣은 후 모든 재료가 고루 섞이도록 저어준다.

4 3을 불에 올려 약불에서 끓인다.

5 4가 뭉글하게 끓어오르면 대파를 고명으로 올린다.

🍴 TiP

✔생수양을 늘리면 더욱 부드러운 계란찜을 만들 수 있다.

✔생수양의 가감정도에 맞춰 간의 세기를 조절한다.

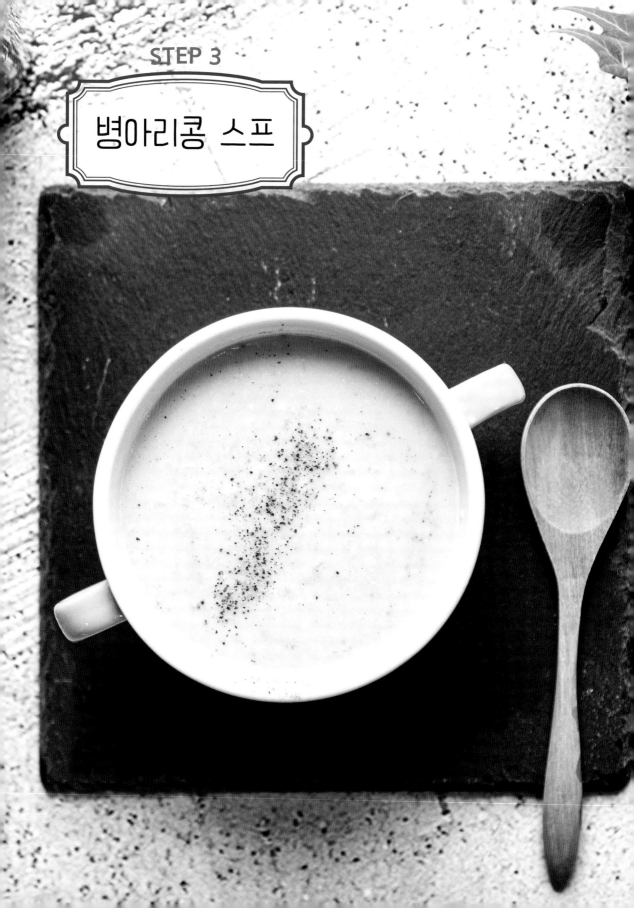

병아리콩 스프

🍲 식재료

(2회분, 가식부)

병아리콩(삶은 것 100g, 삶은 물 200cc)
양파(중간 것, 1/4개)　…　45g
크림스프 분말　……….　30g
생수　………………….　200cc
후추 약간

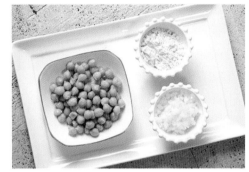

🍳 조리순서

1 병아리콩은 반나절 불려 냄비에 삶은 후 껍질과 콩을 분리한다.

2 양파는 껍질을 제거하여 곱게 다져 준비한다.

3 분량의 크림스프분은 물 200cc에 넣고 잘 혼합한다.

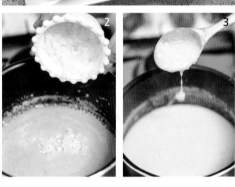

4 믹서에 1의 병아리콩 100g와 삶은 물 200cc를 넣고 곱게 갈아 준비한다.

5 냄비에 4를 넣고 저어가며 끓이다가 2를 넣고 투명해질 때 약불에서 계속 저어가며 끓인다.

6 5가 팔팔 끓으면 3을 넣고 한소끔 끓인 후 수저로 떠 보며 농도를 확인한 후 불에서 내린다.

🍴🥄 TiP

✔ 후추는 기호에 따라 먹기 전에 첨가한다.

✔ 단백질의 보강을 위해 단백질 파우더 10g 정도 혼합해서 만들어도 더욱 좋다.

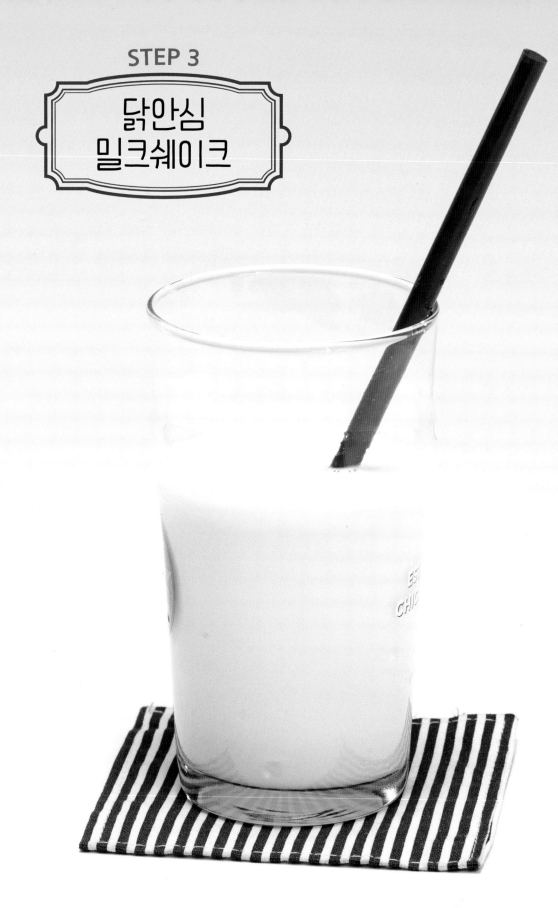

닭안심
밀크쉐이크

식재료

(2회분, 가식부)

닭안심	·················	50g
우유	·················	180㎖
단백질 파우더	············	11g(2T)

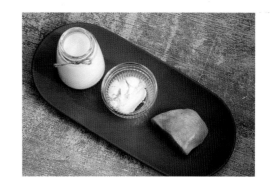

조리순서

1 닭안심은 세척 후 사이즈 상관없이 듬성 썰어 끓는 물에 데쳐서 한 김 식혀 준비한다.

2 믹서에 1과 분량의 우유, 단백질 파우더를 넣은 후 뚜껑을 덮고 가동한다.

3 컵에 담아 음용한다.

TiP

✔ 시판되는 저염 훈제 닭가슴살 제품을 이용해도 좋다.

✔ 더운 여름철에는 미리 만들어 두면 닭안심 특유의 비릿한 맛이 더 강하게 느껴질 수 있다.

✔ 비위가 약하신 분은 차게 드실 것을 권장한다.

삼색
달토시 볶음

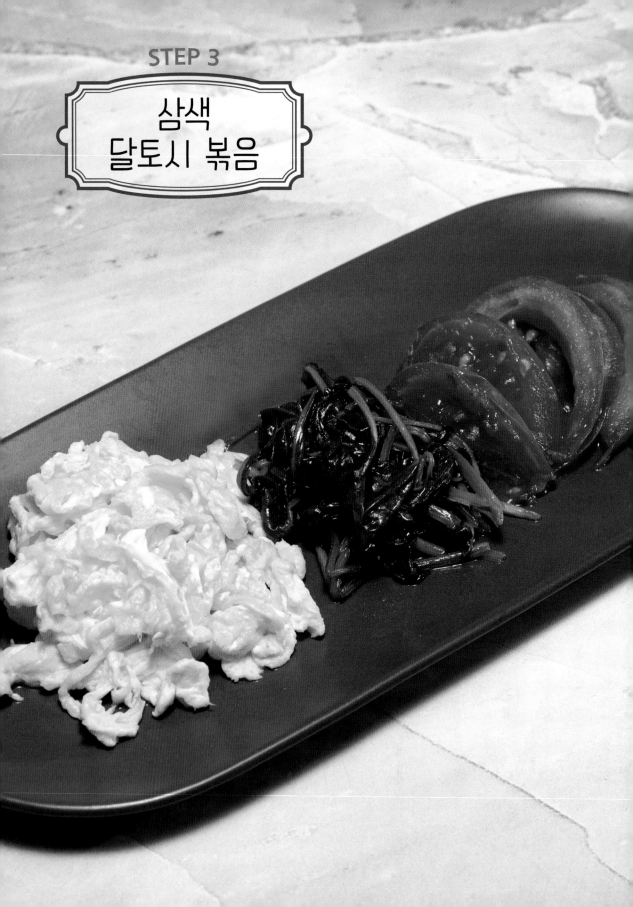

🍴 식재료

(2회분, 가식부)

토마토(중)	··············	1개
계란(중란)	··············	2개
시금치	··············	70g
올리브유	··············	1T

소금 약간, 후추 약간

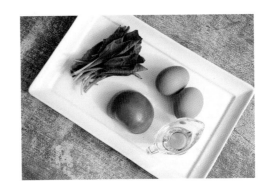

🍲 조리순서

1 토마토는 세척 후 반을 갈라 꼭지를 제거하고 어슷썰어 준비한다.

2 시금치는 밑동을 제거 후 세척하여 준비한다.

3 계란은 전란을 사용하며 소금을 한 꼬집만 넣고 잘 풀어 준비한다.

4 팬에 기름을 두른 후 계란은 스크램블하여 완성한 후 접시에 옮긴다.

5 4의 팬에 시금치를 넣고 숨이 죽을 정도로만 살짝 볶은 후 접시에 옮긴다.

6 달군 팬에 오일을 살짝 두른 후 1의 준비된 토마토를 넣고 센 불에서 볶는다.

7 완성된 4, 5, 6을 보기 좋게 접시에 담는다.

🍴 TiP

✔ 계란을 풀 때 우유를 소량(20-30㎖) 넣어주면 부드러운 스크램블을 만들 수 있다.

새우컬리플라워
볶음밥

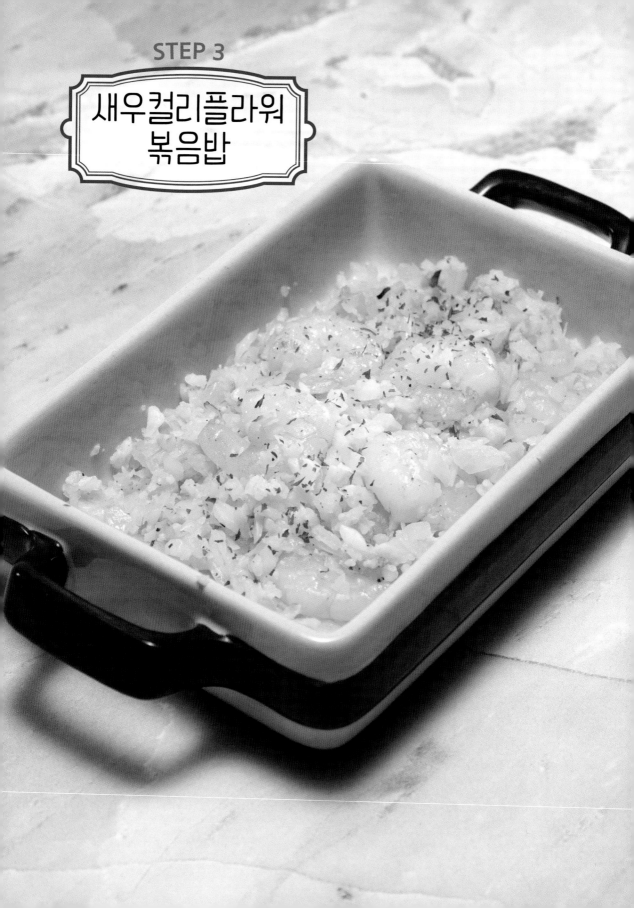

🍲 식재료

(2회분, 가식부)

컬리플라워 라이스 ‧‧‧‧‧‧	100g
새우살 ‧‧‧‧‧‧‧‧‧‧‧‧‧‧‧	50g
마늘 ‧‧‧‧‧‧‧‧‧‧‧‧‧‧‧‧‧	5g
양파 ‧‧‧‧‧‧‧‧‧‧‧‧‧‧‧‧‧	30g
올리브유 ‧‧‧‧‧‧‧‧‧‧‧‧‧	1t
소금 약간, 후추 약간	

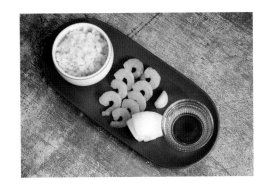

🍳 조리순서

1 새우살은 냉수로 세척하여 불순물을 제거한다(냉동상태의 식품은 해동하여 준비한다).

2 분량의 마늘과 양파는 다진다.

3 팬에 올리브유를 두르고 1의 새우살과 2의 마늘, 양파를 넣어 볶는다.

4 3에 컬리플라워 라이스를 넣고 볶다가 고슬고슬하게 볶아지면 소량의 소금과 후추로 간을 맞춘다.

5 3의 볶은 새우 2-3마리를 장식하여 마무리한다.

🍴 TiP

✔새우가 커서 먹기 불편하다면 칼로 다진다.

✔새우살 대신 조개관자, 크래미, 다진 닭가슴살로 대체해도 된다.

✔컬리플라워 라이스는 컬리플라워를 성글게 다진 것으로 인터넷-몰에서 구입이 가능하며, 간편조리가 가능하다.

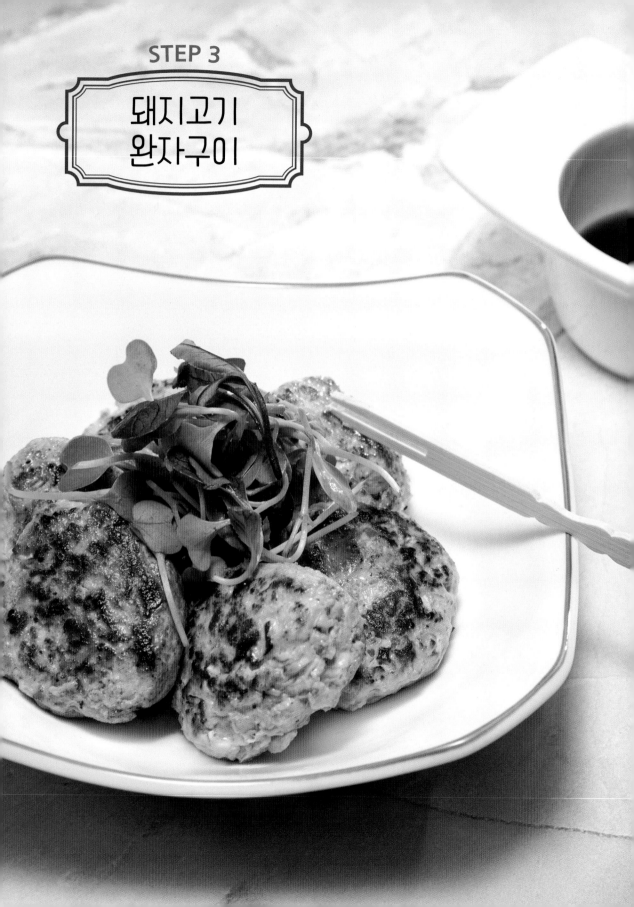

🍲 식재료

(2회분, 가식부)

돈민찌	……………	80g
표고	……………	1장
양배추	……………	1장
양파	……………	30g
마늘 다진 것	…………	5g
대파	……………	10g
계란	……………	1개

소금 약간, 후추 약간

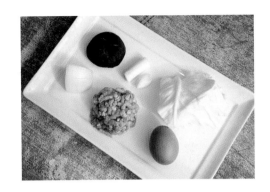

🍳 조리순서

1 돼지고기는 키친타올에 받쳐서 핏물을 제거한다.

2 파, 마늘, 양파, 양배추는 전처리 후 곱게 다지고, 표고는 밑동 제거 후 다진다.

3 계란은 난백과 난황을 분리하여 준비한다.

4 볼에 준비된 1과 2 및 3을 넣고 소금·후추로 밑간한 후 양손으로 치댄다.

5 4를 25-30g씩 분할한 후 납작하게 성형하여 기름을 약간 두른 전판에 올려 앞뒤로 지진다.

🍴 TiP

✔ 기름 사용을 줄이기 위해 에어프라이어에 굽거나 끓는 물에 데쳐 완자탕을 만들 수 있다.

✔ 완자는 냉동 보관이 가능하며, 사용 전 미리 해동 후 조리해도 무방하다.

콥샐러드

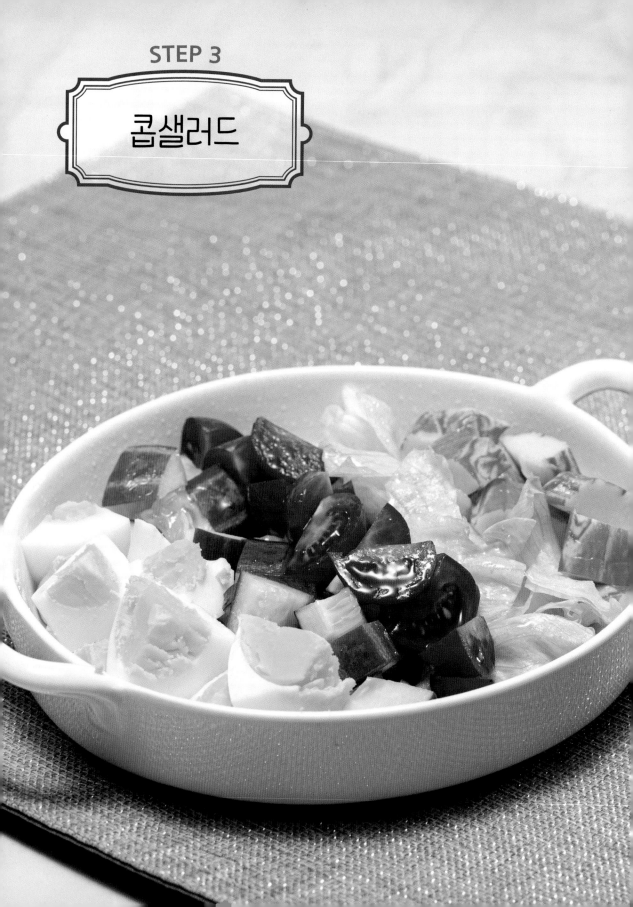

영양 성분(1회분 기준)

열량	탄수화물	단백질	지방	탄수화물:단백질:지방 비율
118kcal	4g	12g	6g	14:41:45

식재료

(2회분, 가식부)

계란(중란)	·················	1개
오이	·················	1/4개
게맛살	·················	1줄
방울토마토	·············	3개
고단백타르소스*		

*고단백타르소스: 단백질 파우더 10g,
마요네즈 1T, 양파 다진 것 15g, 레몬즙 1T,
설탕 1T, 소금 약간, 후추 약간

조리순서

1 계란은 끓는 물에 13분간 삶은 후 껍질을 제거하여 2㎝×2㎝ 크기의 깍둑모양으로 썬다.

2 오이는 세척 후 1의 계란과 동일한 크기로 깍둑썰기한다.

3 방울토마토는 세척 후 채에 받쳐 물기를 거두고 꼭지는 제거한다.

4 크래미는 포장 제거 후 2㎝ 길이로 절단한다.

5 분량의 고단백타르소스 재료를 볼에 담아 믹싱한다.

6 접시에 준비된 계란, 오이, 방울토마토, 크래미를 보기 좋게 담고 5의 고단백타르소스를 곁들인다.

TiP

✔ 조리가 간단하고 색감이 좋아 초대 요리로도 손색없다.

✔ 소스 만들기가 번거롭다면, 소스 없이 즐겨도 좋다.

✔ 그 외 닭가슴살, 새우살, 아보카도, 올리브 등 집에 있는 재료들을 이용한다.

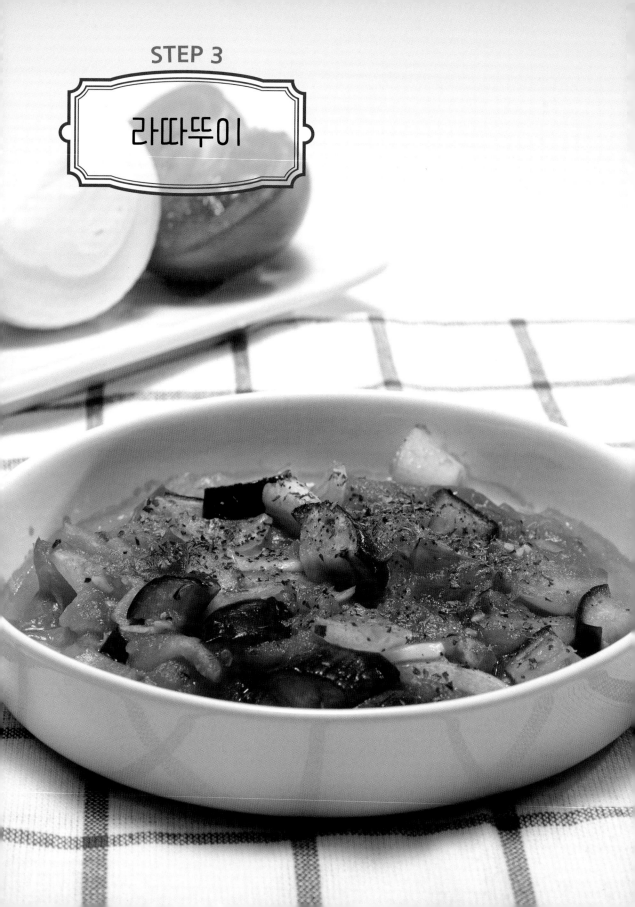

STEP 3

라따뚜이

🍲 식재료

(1회분, 가식부)

가지	1/4개
애호박	1/4개
토마토(중)	1개
양파	20g
마늘	2쪽
올리브유	1T
설탕	0.5t
생수	100cc

소금 약간, 후추 약간

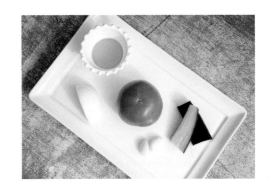

🍳 조리순서

1 가지, 호박은 세척 후 2.5cm×2.5㎝ 정도 크기로 깍둑썰어 준비한다.

2 토마토, 양파는 2.5cm×2.5㎝ 크기로 채소 본래의 모양을 살려 썬다.

3 마늘은 편 썰기 한다.

4 예열된 팬에 올리브유를 두르고 1, 2, 3의 준비된 재료를 넣어 볶다가 생수를 넣고 설탕, 소금으로 간을 맞추며 기호에 따라 약간의 후추를 뿌려 맛을 더한다.

🍴 TiP

✔ 부케가르니(양파, 정향, 올리브 잎) 끓인 물을 사용하면 더욱 맛이 좋다.

✔ 채소가 무르익도록 뭉근하게 끓이는 게 포인트!

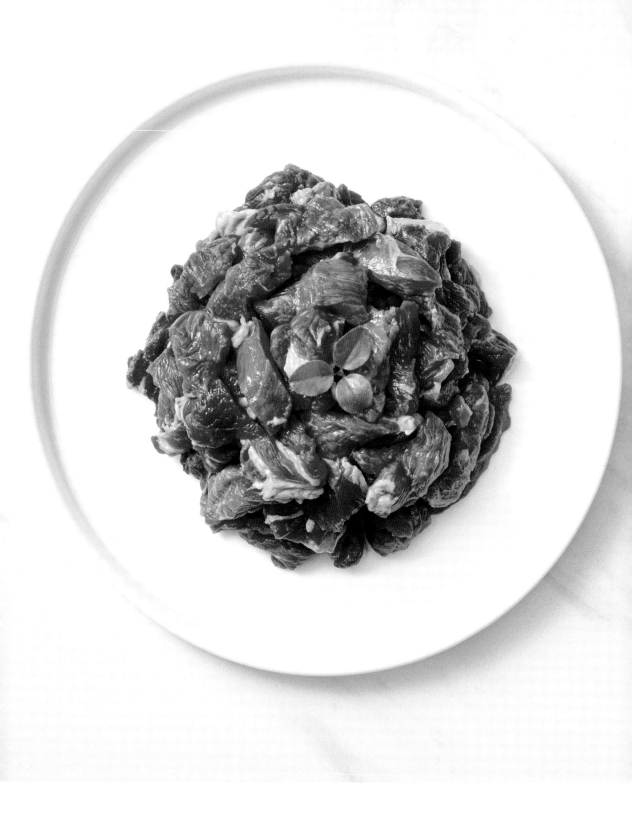

고단백 상식(수술 후 1개월-3개월)

수술한 지 드디어 한 달이 지났습니다. 이제는 식사 섭취가 어느 정도 수월해졌기 때문에 질감이 있는 음식들을 섭취해 볼 수 있습니다. 다만 적절한 체중 감량과 합병증을 예방하기 위해 적절한 종류의 음식을 선택해야 합니다.

✔ 1회 적정 식사량

1회 100㎖-200㎖   또는   50-150g

예시: 계란 1-3개 분량

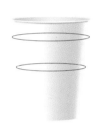   또는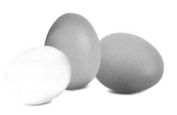

추천 메뉴

닭고기 무쌈말이(96쪽), 쇠고기 숙주볶음(98쪽), 어묵면 샐러드(100쪽), 포두부롤과 나또 요거트 소스(102쪽), 밀푀유나베(104쪽), 파프리카 돈안심채 볶음(106쪽), 면두부 콩국수(108쪽), 훈제오리 새송이 꼬치구이(110쪽), 구운 황태채(112쪽)

닭고기
무쌈말이

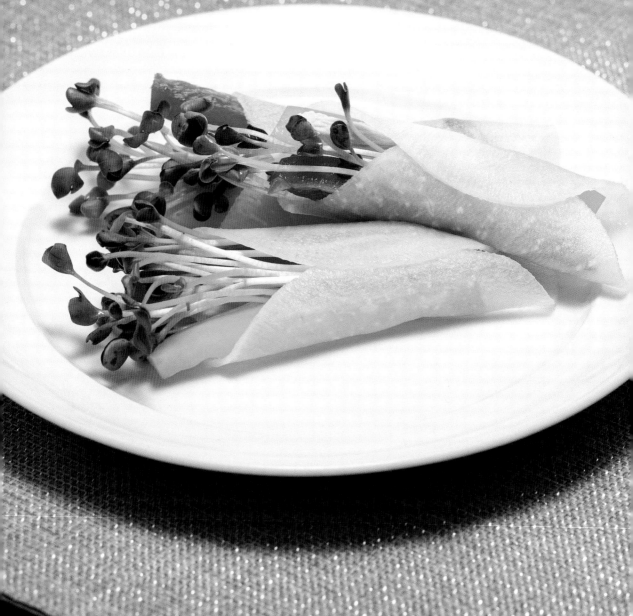

🍳 식재료

(1회분, 가식부)

쌈무	3-4장
닭가슴살	60g
청피망	10g
황색 파프리카	10g
무순	3g
칠리소스(시판용)	1T

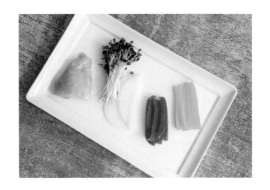

🍲 조리순서

1 닭가슴살은 끓는 물에 데친 후 결대로 찢어서 준비한다.

2 청피망과 황색 파프리카는 꼭지 제거 후 세로방향으로 채 썬다.

3 무순은 잡티를 골라내서 세척한다.

4 쌈무는 채반에 받쳐 물기를 거둔다.

5 쟁반에 4의 쌈무를 펼쳐놓고 준비된 1과 2를 올린 후 돌돌 말아 완성한다.

6 완성된 무쌈말이에 소스를 곁들인다.

🍴 TiP

✔ 다양한 색의 파프리카를 이용한다.

✔ 기호에 따라 닭가슴살 대신 쇠고기채 또는 자숙새우로 대체할 수 있다.

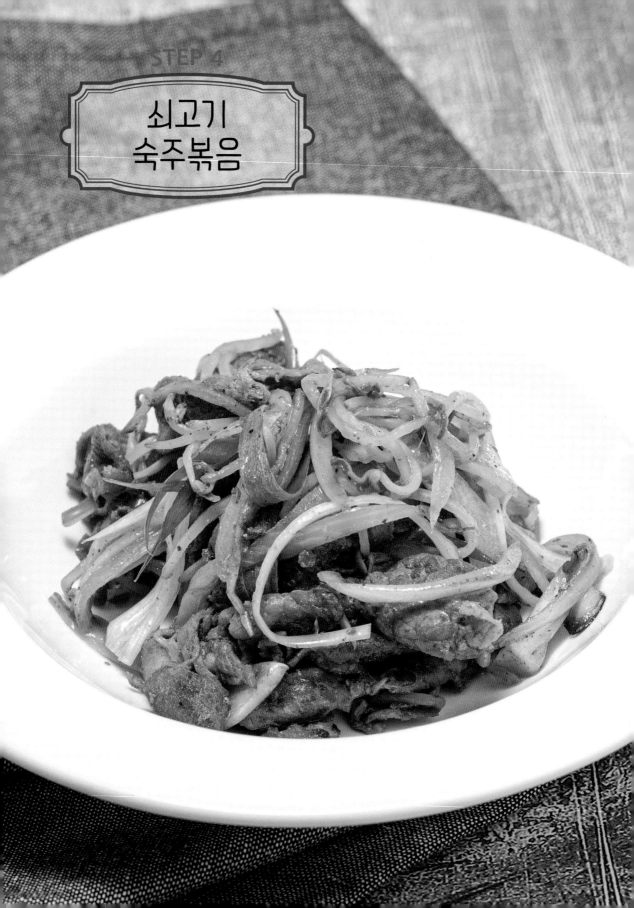

쇠고기
숙주볶음

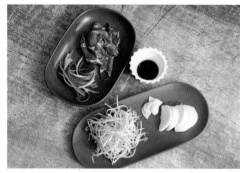

식재료

(2회분, 가식부)

쇠고기(샤브샤브용)	……	100g
양파	…………	1/4쪽
숙주	…………	50g
미나리	…………	50g
양념장*		

*양념장: 진간장 1T, 마늘 5g,
설탕 0.5T, 참기름 0.5T, 소금 약간

조리순서

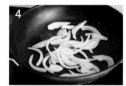
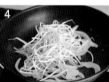
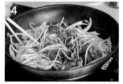
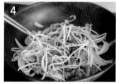

1 양파는 채썰기, 숙주는 씻어 건져 준비한다.

2 미나리는 질긴 부분과 잎은 제거하고 끓
   는 물에 데친 후 먹기 좋게 10㎝ 길이로 절
   단하여 준비한다.

3 분량의 볶음양념장 재료를 한데 섞는다.

4 달군 팬에 양파와 준비된 쇠고기를 넣고 양념장을 한 스푼 넣어 재빠르게 볶다가 고기가 반
   쯤 익으면 숙주를 넣고 나머지 양념장을 넣어 볶는다.

5 4의 재료가 익으면 미나리를 넣고 섞어 마무리한다.

TiP

✔숙주와 미나리는 살짝 익혀야 색감도 좋고 아삭한 식감을 살릴 수 있다.

✔와사비간장(간장 1, 와사비 0.5T)을 곁들여도 좋다.

어묵면 샐러드

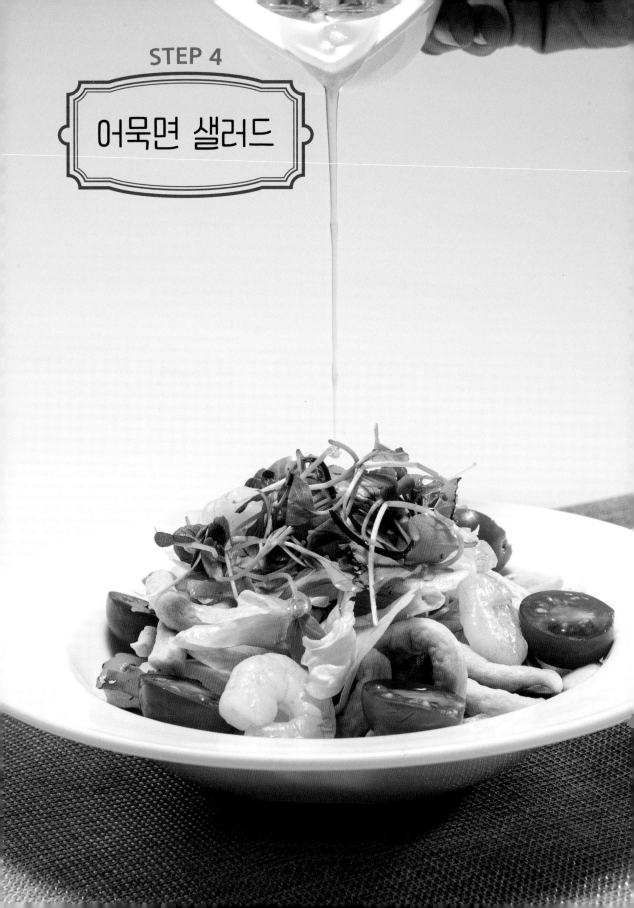

식재료

(2회분, 가식부)

어묵면	70g
마늘	2쪽
새우살	35g
양상추	2장
방울토마토	3알

어린잎채소 약간
자몽 드레싱(시판용)

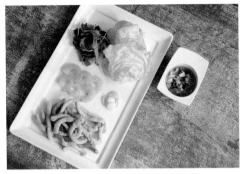

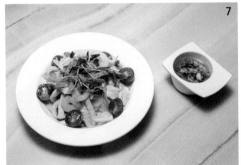

7

조리순서

1 어묵면은 끓는 물에 데쳐 채반에서 물기를 거두고 식힌다.

2 어린잎채소는 깨끗하게 세척 후 물기를 거둔다.

3 양상추는 한 입 크기로 자르고, 방울토마토는 꼭지를 제거한다.

4 마늘은 납작하게 편 썰기하고, 새우살은 세척 후 마늘과 함께 예열된 팬에 굽는다.

5 제시된 분량의 재료를 접시에 보기 좋게 담고 자몽 드레싱을 곁들인다.

 TiP

✔자몽 드레싱을 만들고자 할 경우 자몽즙 2T, 제스트 1T, 다진 양파 1T, 올리브유 1T, 소금 약간, 후추 약간을 넣고 혼합한다.

*제스트는 자몽 껍질 안쪽 면의 흰색 부분을 제거하고 주황색 껍질만을 도려내어 곱게 다져 만든 것.

포두부롤과 나또요거트 소스

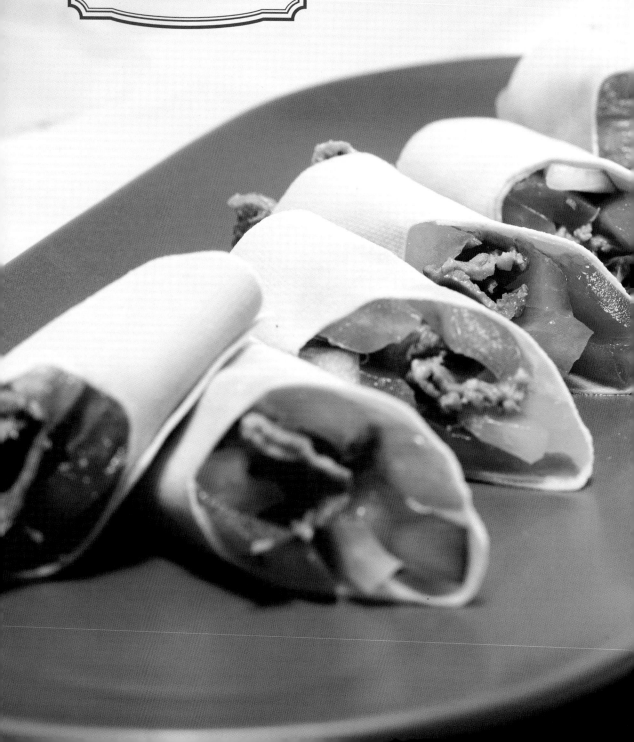

열량	탄수화물	단백질	지방	탄수화물:단백질:지방비율
116kcal	7g	13g	4g	26:46:28

🍲 식재료

(2회분, 가식부)

포두부	2장
양상추	2장
홍피망	20g
청피망	30g
토마토	1/2개
쇠고기(등심)	50g
나또요거트 소스*	

*나또요거트 소스:
나또 20g, 플레인 요거트 20g, 소금 약간

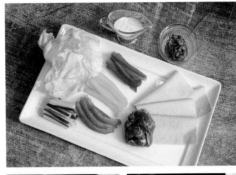

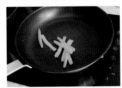
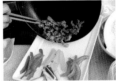
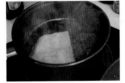
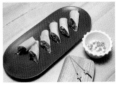

🍳 조리순서

1 포두부는 20㎝×20㎝ 정도로 준비한다.

2 양상추는 씻은 다음 채 썬다.

3 청피망과 홍피망은 꼭지제거 후 씨를 털어
   내고 채 썬다.

4 토마토는 반으로 갈라낸 후 씨부분을 도려내고 채썰기 한다.

5 쇠고기는 채 썬 후 달군 팬에 구워서 준비한다.

6 포두부에 2, 3을 올리고 4와 5의 재료를 넣어 돌돌 말아 완성하고 한 입 크기로 자른다.

7 먹기 직전에 분량의 나또요거트 소스 재료를 볼에 담고 혼합하여 완성한다.

🍴 TiP

✔ 분량의 나또요거트 소스를 믹서기에 넣고 갈면 재료가 골고루 혼합되어
   풍미가 좋다.

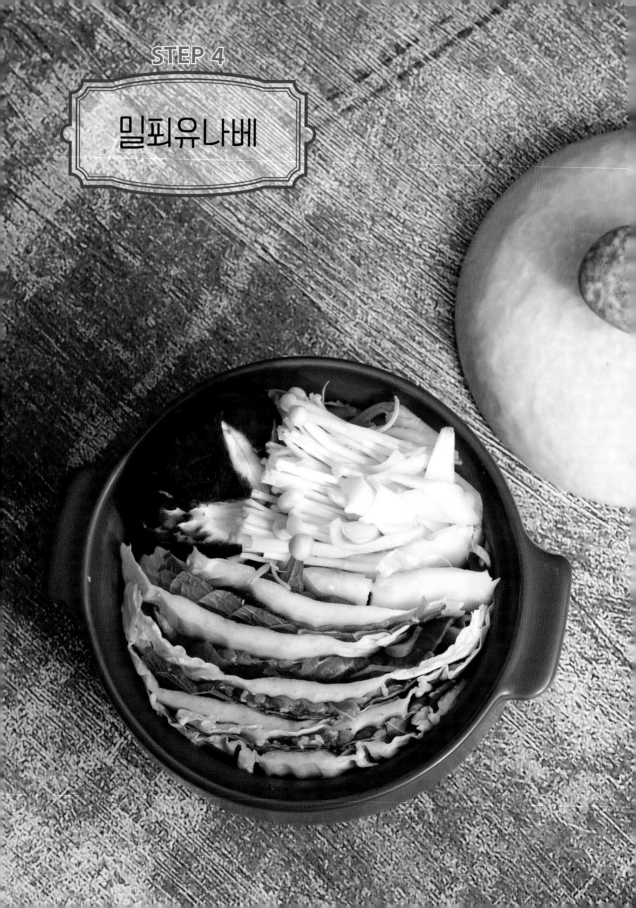

밀푀유나베

식재료

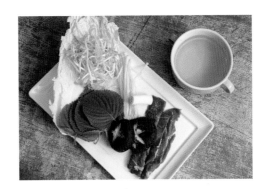

(2회분, 가식부)

쇠고기(불고기감) ········ 50g
배추 2장, 깻잎 4장
숙주 30g, 표고 1장, 팽이 1줌
느타리버섯 3-4가닥, 대파 20g
생수 500cc, 진간장 5g, 설탕 3g
소금 약간, 후추 약간, 소스*

*소스: 진간장 5g, 와사비 2g

조리순서

1   깻잎, 숙주, 배추는 세척하여 준비한다.

2   표고는 세척하여 밑동을 제거하고 머리에 꽃모양 칼집을 낸다.

3   팽이버섯, 느타리버섯은 밑동을 제거하여 가닥으로 뜯어 준비한다.

4   대파는 세척 후 어슷썬다.

5   배추를 깔고 쇠고기-깻잎-배추 순서로 켜켜이 쌓아 전골냄비 깊이(5㎝ 길이)에 맞춰 절단해서 켜켜이 담는다.

6   준비된 버섯류(느타리, 표고, 팽이)와 대파를 5의 중심에 채운 후 육수를 부어 완성한다.

7   6이 끓으면 소스와 함께 제공한다.

TiP

✔ 멸치와 다시마를 우린 육수를 사용하면 더 깊은 맛을 낼 수 있다.

✔ 불 조절은 강불에서 약불로 하며 육수를 중간에 끼얹어 준다.

✔ 쇠고기의 거품이 생기면 끓어 넘칠 수 있음을 유의한다.

파프리카
돈안심채 볶음

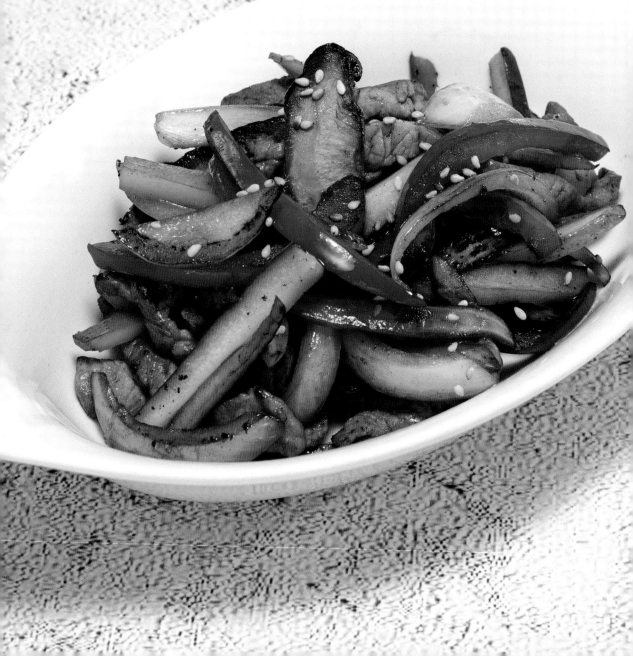

🍲 식재료

(2회분, 가식부)

돈안심(잡채용)	…………	70g
표고버섯	…………………	1개
양파	…………………	1/2개
청색 파프리카	…………	10g
황색 파프리카	…………	10g

소금 약간, 후추 약간, 양념장*

*양념장: 진간장 0.5T, 설탕 0.5T,
다진 마늘 2g, 참기름 0.5t

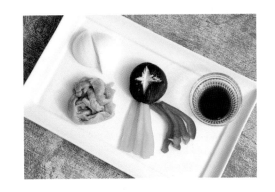

🍳 조리순서

1 돼지고기는 분량의 양념장에 재운다.

2 표고는 밑동 제거 후 0.2㎝ 너비로 채 썬다.

3 청색, 황색 파프리카는 세척 후 꼭지와 씨를 파내고 0.2㎝ 채썰기 하여 준비한다.

4 양파도 0.2㎝ 너비로 채 썬다.

5 달군 팬에 1과 2를 넣고 중불에서 볶다가 4의 채 썬 양파를 넣고 양파가 투명해질 때까지 볶는다.

6 5에 3의 준비된 파프리카를 넣고 센 불에서 볶으며 소금 밑간을 하여 섞어 마무리 한다.

7 접시에 보기 좋게 담는다.

 TiP

✔파프리카는 수분과 식이섬유가 많아 배변 활동에 도움을 줄 수 있다.

면두부 콩국수

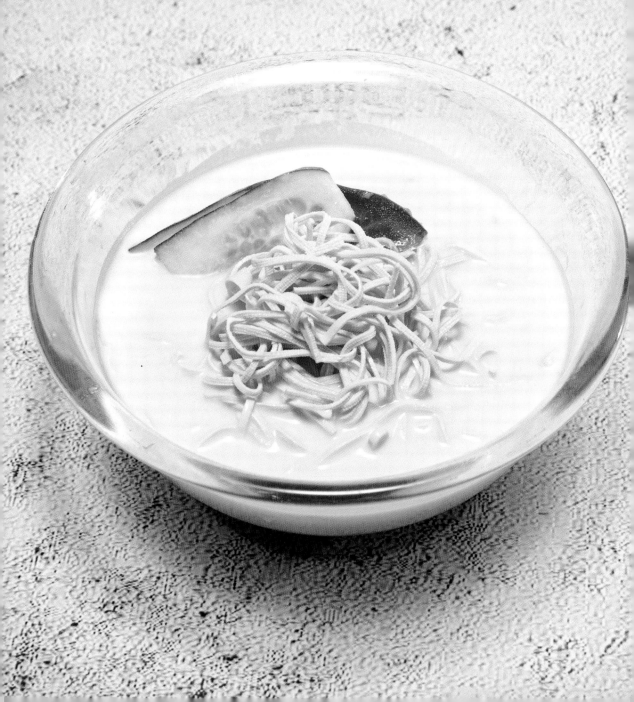

영양 성분(1회분 기준)

열량	탄수화물	단백질	지방	탄수화물:단백질:지방 비율
118kcal	7g	9g	6g	26:33:41

🍲 식재료

(2회분, 가식부)

면두부 ·················· 80g
콩국(시판용) ·············· 200㎖
소금 약간, 얼음, 고명*

*고명: 오이 10g, 토마토 10g

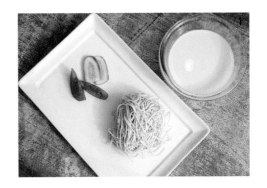

🍳 조리순서

1 면두부는 채에 받쳐 물기를 거둔다.

2 오이는 세척 후 5㎝ 길이로 채 썰고, 토마토는 반을 가른 후 편 썰기 한다.

3 볼에 1의 면두부를 가지런히 담고 2의 고명을 올린다.

4 준비된 분량의 콩국물에 소금을 약간 넣어 간을 맞춘 후 3에 붓는다.

5 얼음을 띄워 제공한다.

🍴 TiP

✔밀가루 면 대신 면두부를 사용하면 단백질 섭취를 늘릴 수 있어 좋다.

✔면두부 제품 설명에 따라 뜨거운 물에 데쳐서 사용하기도 한다.

✔기호에 따라 흑임자를 솔솔 뿌려 장식한다.

✔콩국물의 농도가 묽을 경우 얼음을 조금 사용하여 농도를 맞춘다.

훈제오리 새송이 꼬치구이

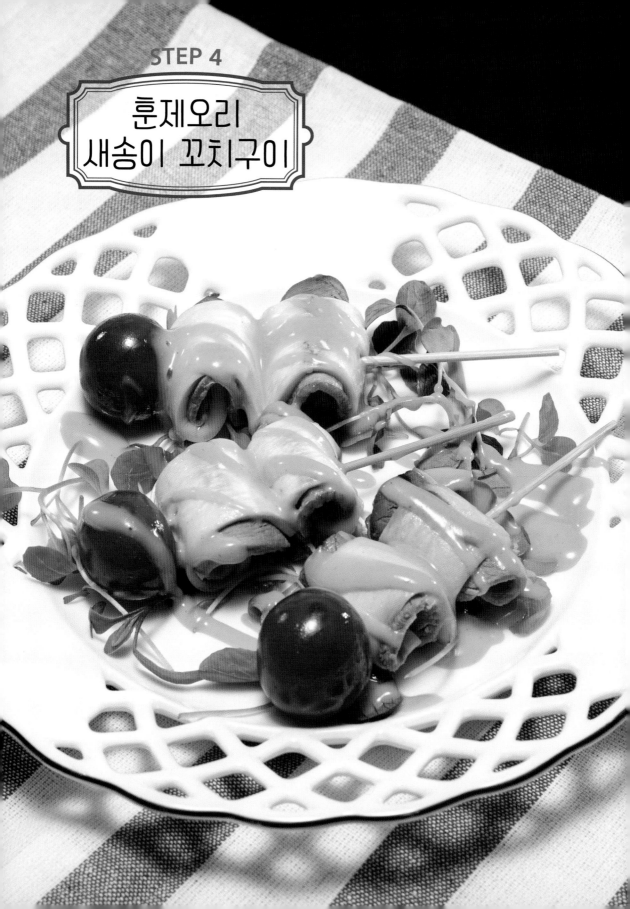

🍲 식재료

(2회분, 가식부)

훈제오리 ················· 60g

새송이 ················ 1개

방울토마토 ············· 3개

산적용 꼬지

머스터드 약간(소스용, 시제품)

🍳 조리순서

1 새송이는 기둥 모양을 살려 편으로 납작하게 슬라이스 한다.

2 1의 새송이편 위에 훈제오리를 올린 후 돌돌 말아 산적꼬지에 꽂는다.
방울토마토를 이어 꽂아 꼬지산적을 완성한다.

3 팬을 달군 후 기름을 두루고 2의 완성된 산적꼬지를 앞뒤로 굽는다.

4 접시에 3을 담고 머스터드 소스를 곁들인다.

🍴 TiP

✔ 훈제오리의 껍질은 질기고 기름기가 많이 때문에 제거한 후 조리한다.

✔ 새송이버섯 외에도 대파, 가지, 애호박 등의 야채를 이용할 수 있다.

111

구운 황태채

🍲 식재료

(1회분, 가식부)

황태채 ···················· 20g
올리브유 ················· 1T
간장마요 소스*
파슬리가루 약간

*간장마요 소스:
간장 0.5T, 마요네즈 0.5T, 풋고추 1/2개

🍳 조리순서

1 황태채는 굵은 것은 가늘게 찢고, 길이가 긴 것은 7-8㎝ 길이로 먹기 좋게 절단한다.

2 마른 팬에 분량의 올리브유를 살짝 두른 후 황태채를 넣고 볶는다.

3 2가 완성되면 접시에 담고 파슬리가루를 뿌려 장식한다.

4 분량의 간장과 마요네즈에 풋고추를 송송 썰어 넣고 완성한 간장마요 소스와 함께 제공한다.

🍴 TiP

✔ 칼슘과 단백질 가득-한 간식!

✔ 올리브유나 마요네즈 사용을 최소로 하는 것이 추가적인 에너지 섭취를 줄일 수 있다.

✔ 기호에 따라 간장마요 소스에 와사비를 첨가해도 좋다.

수술 3개월 이후 섭취하는 식사에 일상식 섭취가 가능하지만, 체중 감량에 성공하기 위해서는 지속적으로 식사 관리를 해야 합니다. 비만의 치료 목표는 단순한 체중 감량이 아니라 감소된 체중을 유지하고 재발을 방지하는 것이기 때문에 새로운 생활습관을 형성하는 것이 중요합니다.

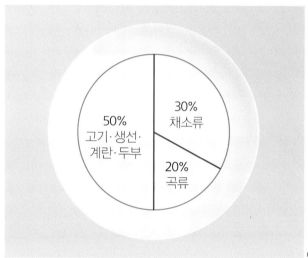

(지름 19cm 접시)

1. 식사의 50%는 단백질 식품으로 채우세요.

수술 후 단백질 섭취가 매우 중요하기 때문에 매 식사에 초점을 맞춰야 합니다. 체중 감량 수술 후 하루 최소 60g의 단백질을 섭취하는 것이 좋습니다. 이 권장량을 충족하려면 식사의 50% 이상을 단백질 식품으로 섭취해야 합니다. 아직 식사량이 적은 경우(1컵 미만) 다른 식품보다 단백질식품을 우선으로(식사의 50-75%) 섭취해야 할 수도 있습니다.

2. 식사의 30%는 채소로 채우세요.

채소들은 몸에 섬유소를 공급하여 변비를 예방하고 몸에 중요한 비타민과 무기질을 제공하면서, 다른 식품에 비해 비교적 에너지가 적습니다. 채소의 충분한 섭취는 섬유소의 섭취를 증가시킴으로써 식사 시 포만감을 줄 뿐만 아니라 혈당상승을 늦추며, 혈중 지질의 배설에도 도움을 주므로 혈당조절에 좋습니다. 채소 섭취량은 본인의 식사 적응도에 따라 양을 조절하여 섭취합니다(*당질이 많은 채소를 과량 섭취하지 않도록 합니다: 단호박, 당근, 연근, 우엉, 매생이 등).

3. 식사의 20%는 곡류로 채우세요.
3개월 이후에도 곡류의 섭취가 불편하다고 호소하는 사람들이 많습니다. 그래서 식사 중 가장 적은 비중으로 섭취하고, 곡류 섭취 시에는 찰기가 높은 식품 보다는 섬유소가 함유된 복합탄수화물로 선택하는 것이 소화가 더욱 용이합니다. 소화뿐 아니라 섬유소가 많아 혈당을 천천히 올리고, 소화가 더뎌 포만감을 오랫동안 유지하게 됩니다. 덤핑증후군, 체중 재증가를 예방하기 위해서 단순당 섭취는 피합니다(42쪽 참고).

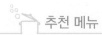
추천 메뉴

돼지고기 마파두부(116쪽), 크래미지단 김밥(118쪽), 순살삼치카레(120쪽), 닭가슴살 미역 비빔국수(122쪽), 로제곤약 떡볶이(124쪽), 오징어연근 샐러드와 쌈장 드레싱(126쪽), 훈제 연어를 올린 단백질빵 카나페(128쪽), 나또돈안심김치 퀘사디아(130쪽), 가자미 양파조림 (132쪽)

돼지고기
마파두부

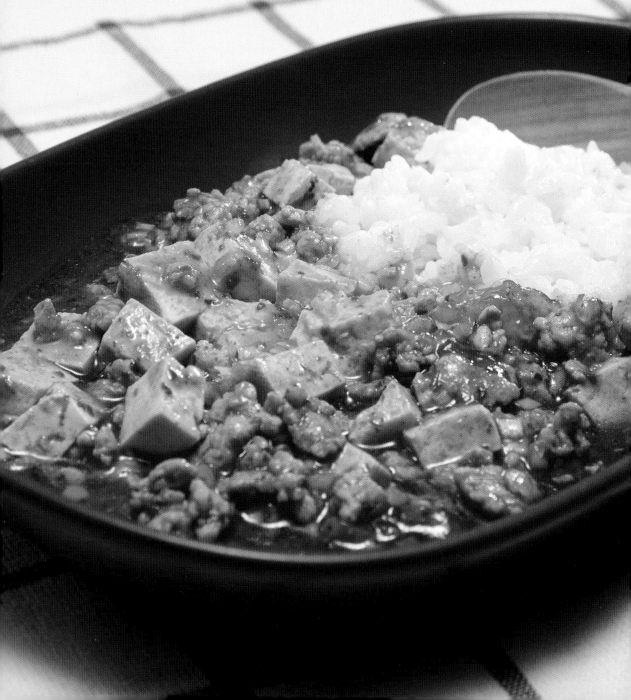

영양 성분(1회분 기준)

열량	탄수화물	단백질	지방	탄수화물:단백질:지방 비율
131kcal	6g	11g	7g	22:31:47

🍲 식재료

(2회분, 가식부)

돼지고기 ⋯⋯⋯⋯⋯⋯	50g
두부⋯⋯⋯⋯⋯⋯⋯⋯	80g
대파 ⋯⋯⋯⋯⋯⋯⋯	20g

*마파두부 소스: 두반장 1T, 마늘 5g,
진간장 0.5T, 고춧가루 0.5t, 설탕 0.5t,
참기름 1t 생수 50cc, 물전분 1T

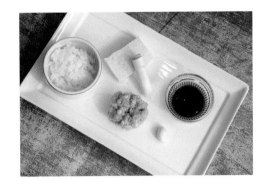

🍲 조리순서

1 돼지고기 다짐육은 키친타올에 받쳐 핏물을 제거한다.

2 대파는 송송 썰고, 마늘은 칼날로 다진다.

3 두부는 1.5cm×1.5cm 크기로 깍둑썰기 한다.

4 팬에 참기름을 두르고 준비된 1과 고춧가루, 다진 마늘, 분량의 진간장과 설탕을 넣어 중불
에서 볶는다.

5 4가 거의 다 익으면 3의 두부와 물을 넣고 분량의 두반장을 넣어 팔팔 끓인다.

6 마지막에 물전분을 넣어 농도를 조절한다.

 TiP

✔식사 적응도에 따라 밥을 곁들어서 식사한다.

✔덮밥용으로 만들 때 물전분은 물·전분 = 1.5:1의 비율로 혼합하여 더 묽은
농도로 조리한다.

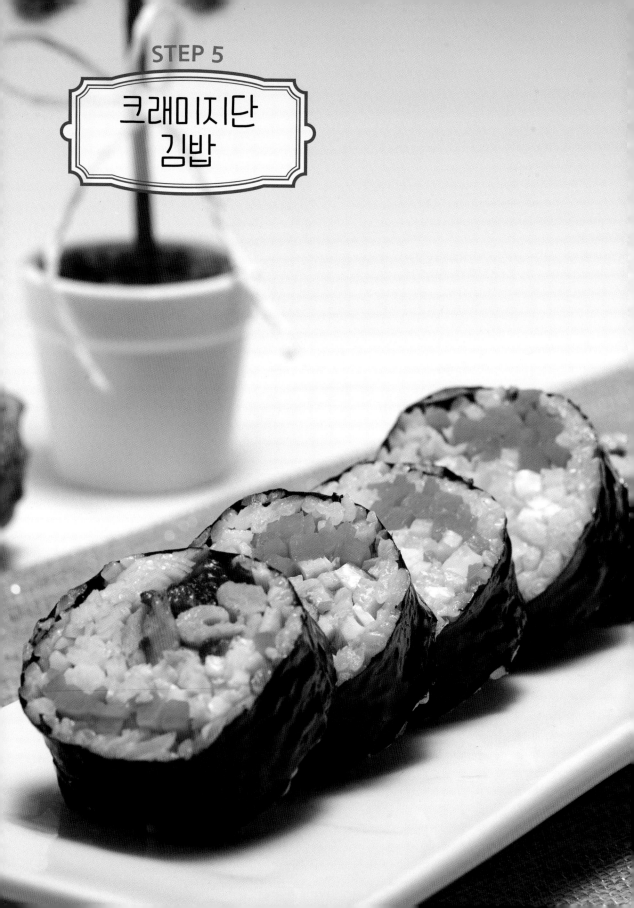

STEP 5

크래미지단
김밥

🍲 식재료

(2회분, 가식부)

크래미(맛살) ·············· 70g
계란 ····················· 1개
당근 ····················· 35g
어묵면 ··················· 40g
고추 ····················· 1개
김밥김 ··················· 1장
밥 ······················· 70g
참기름 ··················· 2g
소금 약간

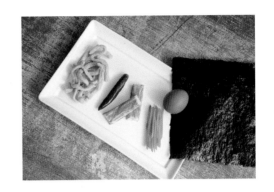

🍳 조리순서

1 계란은 얇게 지단을 부쳐 한 김 식힌 후 곱게 채 썬다.

2 맛살은 가늘게 찢고, 당근은 곱게 채 썰어 볶는다.

3 어묵면은 끓는 물에 데쳐 채에 받친다.

4 고추는 반으로 갈라 씨를 제거한 후 채 썬다.

5 밥은 소금과 참기름으로 밑간하여 한 김 식힌다.

6 김을 펴고 5의 밥을 펼친 후 준비된 속재료 밥의 2/3지점에 1, 2 및 3, 4를 가지런히 올려 감 싸듯이 돌려 만다.

7 한 입 크기로 썰어 접시에 보기 좋게 담는다.

 TiP

✔ 기호에 따라 고추 대신 오이나 시금치를 이용한다.

순살삼치카레

🍲 식재료

(1회분, 가식부)

순살 삼치 ················ 60g
당근 ·················· 20g
양파 ·················· 20g
방울토마토 ··········· 3알
새송이버섯 ··········· 1/2개
카레분말 ··············· 20g
생수 ·················· 80㎖
올리브유 ··············· 1t

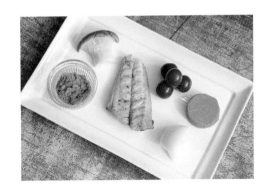

🍳 조리순서

1 삼치는 잔뼈가 없도록 확인한 후 3㎝×3㎝ 크기로 자른다.

2 양파는 2cm×2㎝ 크기로 자른다.

3 당근과 새송이버섯은 2cm×2㎝ 깍둑 모양으로 썬다.

4 팬에 올리브유를 두르고 준비된 채소 2와 3 및 방울토마토를 넣고 적당히 볶는다.

5 4에 1의 삼치를 넣은 후 분량의 물을 붓고 끓인다.

6 5가 팔팔 끓으면 카레가루를 넣고 저어주면 완성.

🍴 TiP

✔ 삼치, 고등어, 꽁치 등의 등푸른 생선은 불포화지방산이 많으므로 1주일에 2-3회 정도 섭취한다.

✔ 많이 저으면 생선살이 부서질 수 있으니 유의한다.

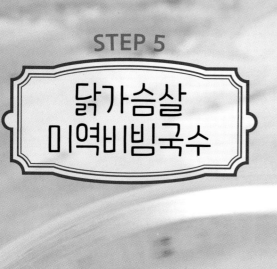

닭가슴살
미역비빔국수

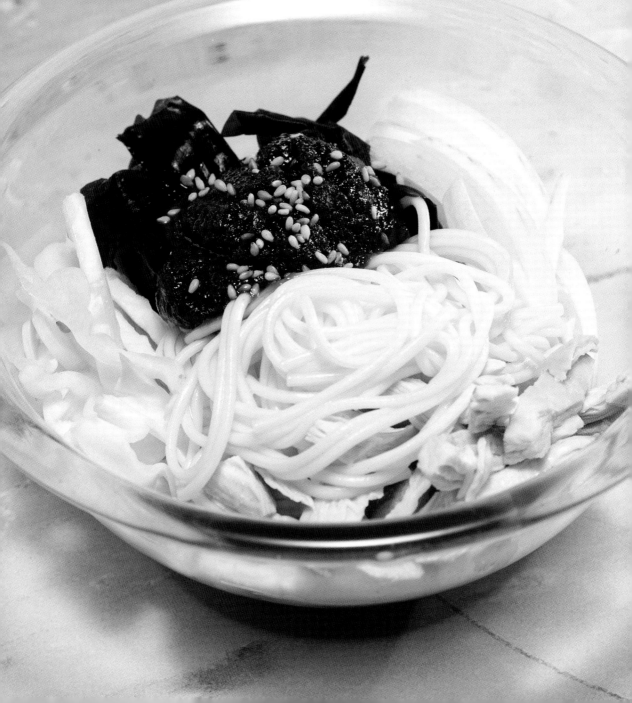

🍲 식재료

(2회분, 가식부)

국수(중면) ················ 30g
닭가슴살 ················ 80g
불린 미역 ················ 40g
오이 ················ 20g
양배추 ················ 20g
양파 ················ 10g
적채 ················ 5g
비빔장*

*비빔장: 고추장 1T, 고춧가루 2T, 매실청 2T,
진간장 1T, 참기름 0.5t, 참깨 2g, 소금후추 약간

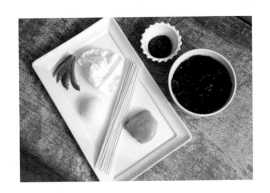

🍳 조리순서

1 닭가슴살은 끓는 물에 데쳐 건진 후 결대로 찢는다.

2 불린 미역은 먹기 좋게 가로세로 절단을 한 후 데쳐서 재빨리 찬물에 담가 온도를 식힌다.

3 오이, 양배추, 양파, 적채는 모두 채 썰어 준비한다.

4 비빔장은 제시된 분량의 재료를 넣고 완성한다.

5 국수는 끓는 물에 삶아 채에 받쳐 물기를 빼준다.

6 면기에 국수를 담고 닭가슴살과 3의 채소를 올려 마무리한다.

7 양념장에 6을 버무린 후 섭취한다.

🍴 TiP

✔ 미역국수, 해초국수, 곤약국수 등 저열량국수를 이용하면 더욱 좋다.

✔ 매운 비빔장 섭취가 어려운 경우 고추장, 고춧가루를 제외하여 만든 간장
   비빔장을 이용한다.

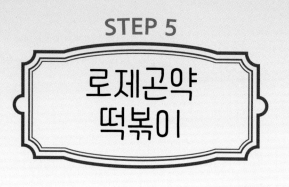

로제곤약
떡볶이

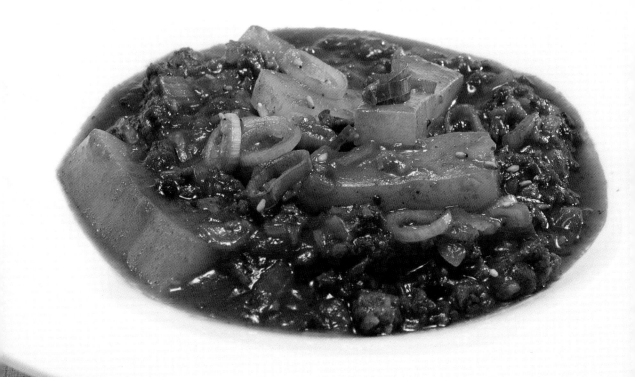

영양 성분(1회분 기준)

열량	탄수화물	단백질	지방	탄수화물·단백질·지방 비율
108kcal	10g	8g	4g	37:32:31

 식재료

(2회분, 가식부)

쇠고기(다짐육) ············ 40g
판곤약 ··················· 100g
양파 ····················· 20g
다진 마늘 ················ 5g
로제 소스(시판용) ······ 30g
고추장 ·················· 5g
생수 ···················· 100㎖

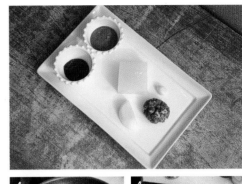

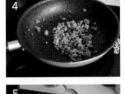
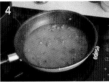
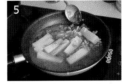
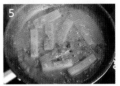

🍲 조리순서

1 쇠고기(다짐육)는 키친타올에 받쳐 핏물
을 제거한다.

2 판곤약은 5㎝×1㎝×1㎝ 크기의 스틱 모양
으로 썰어 준비한다.

3 분량의 양파는 적당히 다진다.

4 팬에 준비한 1, 3과 다진 마늘을 넣고 볶은 후 분량의 생수와 고추장을 넣고 끓인다.

5 4가 끓기 시작하면 로제소스와 2의 곤약을 넣고 곤약에 소스가 엉기도록 불을 줄여 졸인다.

🍴 TiP

✔ 곤약은 열량이 매우 낮은 저열량 식품으로 판곤약, 실곤약, 곤약밥 등 다
양한 제품으로 나와 있어 여러 메뉴에 이용할 수 있지만, 수술 초기 환자
들은 소화가 어렵기 때문에 피한다.

✔ 곤약을 데쳐서 사용하면 특유의 냄새가 줄어든다.

오징어연근
샐러드

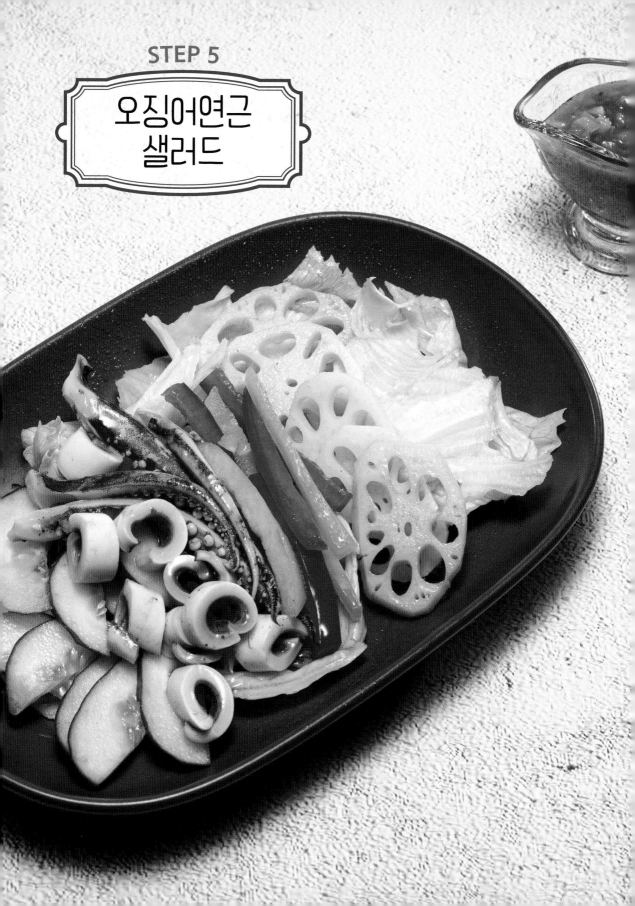

영양 성분(1회분 기준)

열량	탄수화물	단백질	지방	탄수화물·단백질·지방비율
105kcal	8g	7g	5g	30:26:44

🍤 식재료

(2회분, 가식부)

오징어 ····················	1/2마리
연근 ······················	30g
양상추 ····················	2장
오이 ······················	20g
황색 파프리카 ··········	20g
쌈장 드레싱*	

*쌈장 드레싱: 통깨 2T, 설탕 1T, 양파 다진 것 2T,
된장 2T, 올리브유 1T, 레몬즙 1T

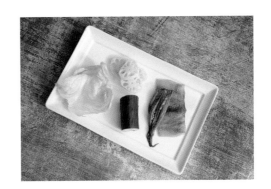

🍳 조리순서

1 오징어는 안쪽에 사선칼집을 넣어 준비한다.

2 양상추는 한 입 크기로 준비하고, 황색 파프리카와 오이는 채 썬다.

3 연근은 0.5㎝ 편 썰기 한 후 끓는 물에 데쳐 준비한다.

4 불에 데침 물을 올려 끓인 후 1의 오징어를 넣고 데쳐 채 썰어 준비한다.

5 샐러드 볼에 오징어와 양상추를 담고 사이사이에 오이와 연근, 황색 파프리카를 골고루 담
   는다.

6 분량의 재료를 넣고 혼합하여 만든 쌈장 드레싱과 함께 제공한다.

🍴 TiP

✔ 연근은 비타민 C가 풍부하고, 소화기관을 보호하는 뮤신이라는 성분이
  많이 함유되어 역류성 식도염, 위염 등에 좋다.

✔ 판매되는 슬라이스(손질된) 연근 구입 시에는 조리 전에 연근을 찬물에
  담가 짠기를 빼주어야 한다.

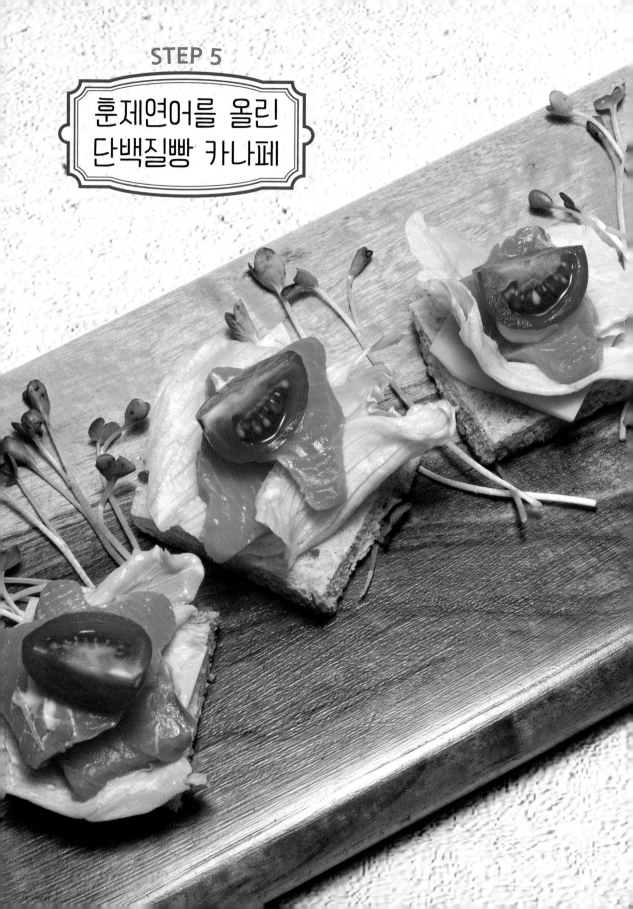

훈제연어를 올린 단백질빵 카나페

식재료

(2회분, 가식부)

훈제연어	⋯⋯⋯⋯⋯	60g
체다치즈	⋯⋯⋯⋯⋯	1장
양상추	⋯⋯⋯⋯⋯	1장
단백질빵	⋯⋯⋯⋯⋯	1장
블랙올리브	⋯⋯⋯⋯⋯	2알
마요네즈	⋯⋯⋯⋯⋯	1T
어린잎(무순)		약간

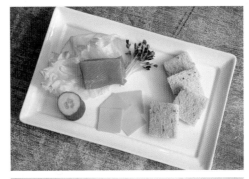

6

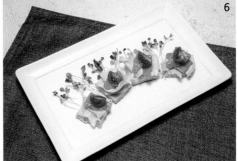

조리순서

1 훈제연어는 한입 크기로 슬라이스 한다.

2 무순과 양상추는 깨끗이 손질하여 세척하고, 블랙올리브는 슬라이스 하여 준비한다.

3 체다치즈는 1장을 4등분 한다.

4 단백질식빵은 4등분 컷팅하여 마른 팬에 앞뒤로 굽는다.

5 4의 단백질빵 위에 양상추 → 치즈 → 연어를 순서대로 올리며 재료 사이에는 마요네즈로 고정 시킨다.

6 블랙올리브 슬라이스와 무순으로 장식하여 까나페를 완성한다.

TiP

✔블랙올리브는 생략 가능하다.

✔단백질 빵은 호밀곡물빵류 대체 가능하다.

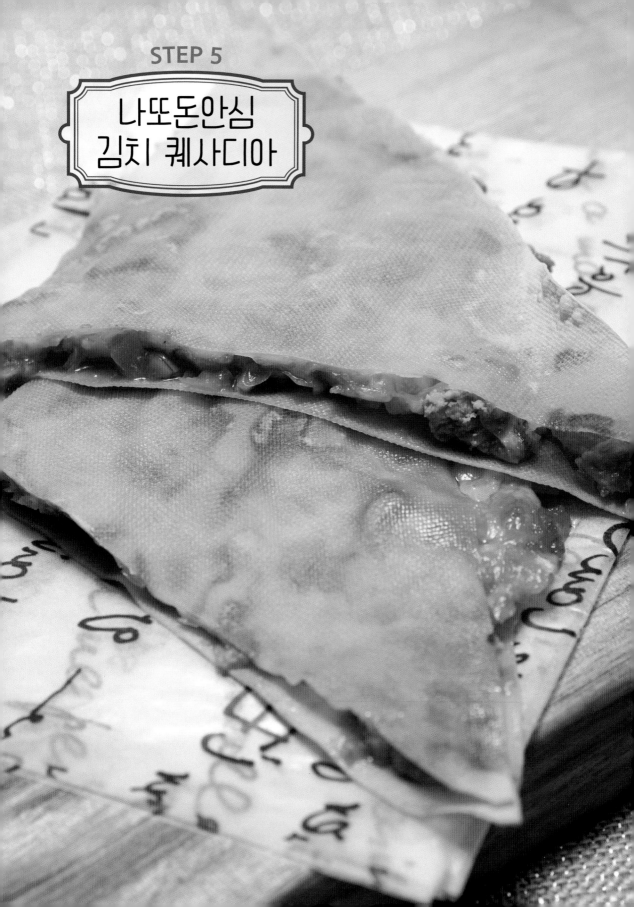

나또돈안심
김치 퀘사디아

🍲 식재료

(2회분, 가식부)

포두부 ····················· 2장(20×20㎝)
나또 ······················· 50g
돈민찌 ····················· 50g
배추김치 ·················· 50g
양파 ······················· 30g
피자치즈 ·················· 50g
스파게티소스(시판용) ··· 2T
소금 약간, 후추 약간

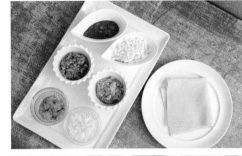

🍳 조리순서

1 돈민찌는 키친타월에 받혀 핏물을 제거한다.

2 김치는 속을 털어내고 잘게 다진다.

3 양파는 잘게 다진다.

4 포두부는 20㎝×20㎝로 준비한다.

5 팬에 준비된 1, 2, 3을 넣고 분량의 나또와 스파게티소스, 소금후추로 간을 하며 잘 볶는다.

6 4의 절단 포두부 1장을 깔고 위에 5의 속재료를 올린 후 준비된 피자치즈를 골고루 뿌린다.

7 6의 위에 나머지 절단 포두부 1장을 덮고 오븐트레이에 올려서 180℃, 10분간 가열한다.

8 먹기 좋은 크기로 절단하여 접시에 담는다.

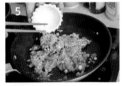
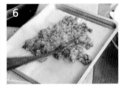
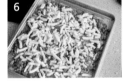
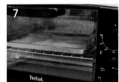

🍴 TiP

✔ 오븐은 180℃, 10분 예열 후 사용한다.

✔ 김치 대신 다진 야채를 이용하면 나트륨 섭취를 많이 줄일 수 있다.

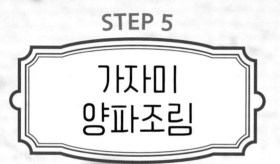

가자미
양파조림

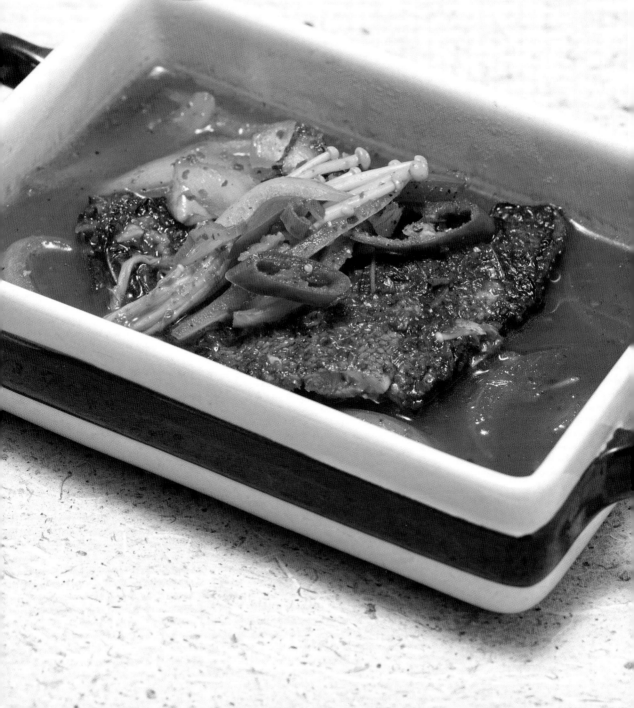

영양 성분(1회분 기준)

열량	탄수화물	단백질	지방	탄수화물:단백질:지방 비율
192kcal	11g	19g	8g	22:39:39

🍳 식재료

(1회분, 가식부)

가자미(순살) ············· 80g
양파(중) ················ 1/2개
풋고추 ················· 1개
깻잎 ·················· 2장
생수 300cc, 조림장*

*조림장: 간장 2T, 고춧가루 1T,
식용유 0.5T, 대파 10g, 마늘 5g

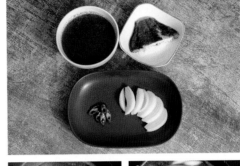

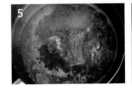
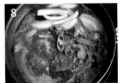

🍳 조리순서

1 가자미는 세척 후 물기를 거둬 준비한다.

2 양파는 채 썰고, 풋고추는 어슷썬다.

3 깻잎은 돌돌 말아 채썬다.

4 제시된 분량의 모든 재료를 볼에 담아 골고루 섞어 양념장을 만든다.

5 팬에 2의 채썬 양파를 깔고 1의 가자미를 넣는다.

6 5에 생수와 준비된 조림장을 2/3 정도 넣고 한소끔 끓인다(불조절: 강→약).

7 6의 국물이 반쯤 줄어들면 나머지 양념장을 모두 넣고 느타리와 어슷 썬 고추를 넣는다.

8 7에 국물을 끼얹으며 졸이고 다 졸여지면 채 썬 깻잎을 고명으로 올린다.

🍴 TiP

✔원물의 가자미를 구입했을 경우 머리와 꼬리, 지느러미는 잘라내고 몸통
을 2-3등분으로 토막내어 준비한다.

위절제술을 받고 새 삶을 살게 되었어요!

조○○ 님 (2020년 6월 22일, 위소매절제술 시행)

안녕하십니까!?

저는 6월 22일 김용진 과장님께 위절제술을 받고 새 삶을 살게 된 ○○○입니다.

제 생각엔 수술 후 6개월을 알차게 잘 보냈고 노력도 많이 했습니다. 앞으로도 목표는 15kg 추가 감량이기 때문에 열심히 달리고자 이렇게 글을 쓰게 되었습니다.

수술 전의 나

이때 120kg대 초반이었을 거예요!

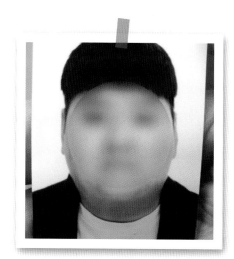

〈수술 전 최고몸무게일 때〉

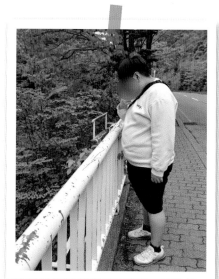

저는 초등학교 때부터 쭉 뚱뚱했습니다. 먹을 것을 워낙 좋아했는데 먹는 족족 살로 갔고, 극단적인 다이어트는 안 해봤지만 PT를 받아도 요요가 오고, 수영을 해도 보상심리 때문에 더 많이 먹으면서 20살 이후엔 계속 120-130kg를 유지했었던 것 같아요.

그 정도 찌니까 사람 만나는 것도 좀 부담스럽고 일을 할 때도 티는 안 냈지만 눈치를 많이 봐왔던 것 같습니다. 아픈 곳은 딱히 없었지만 소심한 성격에 뚱뚱하기까지 하니까 더욱 더 위축돼 있었던 것 같아요. 게임을 좋아해서 프로게이머 하겠다고 몇 시간씩 앉아서 먹고 게임만 하다보니까 걷잡을 수 없이 뚱뚱해지고 최고 몸무게 139kg까지 찍었었습니다.

수술을 알게 된 계기는 할머니가 2년 전 대학병원에서 위암수술을 받으셔서 집에서 게임만 하고 있던 제가 보호자 역할로 따라가게 되었습니다. 그 계기로 비만대사수술에 대해 알게 되었고, 유튜브를 검색해보니까 위수술하신 유튜버 5명 모두 김용진 과장님께 수술을 받으셨던 거예요. 그래서 저는 바로 당장 전화해서 초진을 잡았습니다.

첫 초진 때 135kg ⇨ 2번째 진료 때(삭센다 맞았는데?) 138kg ⇨ 입원하기 전 진료 때 133kg ⇨ 수술 전에 하루 종일 먹어서 136kg 정도 됐을 것 같아요.

수술 후 저는 목표 한 가지가 있었습니다. 모태 뚱뚱이라 날씬한 모습을 저희 가족도 모르고 저도 모르기 때문에 저를 키워주신 할머니, 할아버지, 외할머니께 꼭 살 뺀 모습을 보여주고 싶었습니다. 그래서 악착 같이 운동과 식단을 했던 것 같아요.

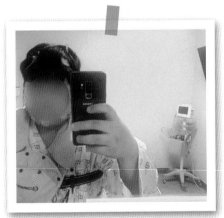
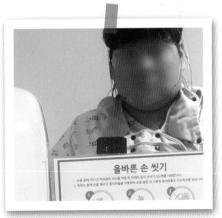

〈수면다원검사〉

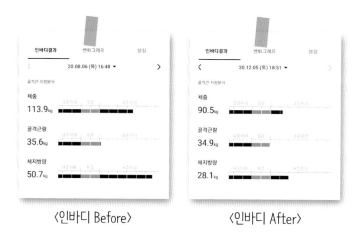

〈인바디 Before〉   〈인바디 After〉

제가 수술 2주 차부터 5km 이상씩 매일 걷기를 시작 했었습니다. 식단도 한 달 이후부터는 극단적으로 살을 빼기 위해 노력을 많이 했어요. 1-3개월 차까지는 계란, 닭가슴살, 감자 위주로 식사했고요. 4개월 차 이후부터는 야채와 가끔 탄수화물도 포함해서 골고루, 다양하게 먹고 있습니다.

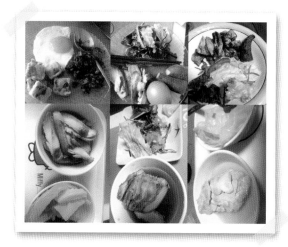

〈4-6개월 식단〉

운동은 일요일 하루만 빼고 매일! 공복 ⇨ 자전거 30분 ⇨ 헬스장 왕복 5km 걷기 ⇨ 웨이트 1시간 ⇨ 자전거 1시간! 이 정도 매일 했던 것 같아요.
가끔 공복 유산소는 하루씩 빼먹긴 하지만 꾸준히 하려고 노력하고 있습니다. 약속이 있어 웨이트나 자전거를 못 탈 때는 걸어서 한 시간 정도 거리에 있는 곳(보통 2만 보 이상)은 다 걸어갔습니다!

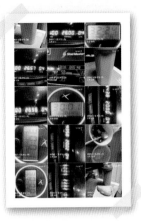

69분	66분	34757/6000
20세트	29세트	
전신 5	전신 5	
이두 4	하체 10	26.1 km
복부 5	등 5	2567 kcal
가슴 5	이두 4	25940 걸음
하체 1	복부 5	

이렇게 저는 수술 173일 차(6개월)까지 총 46-47kg를 감량을 했습니다. 앞으로 저의 목표는 75kg까지 가는 것이라 다음 외래 3월까지 꼭 7자를 보는 것이 저의 3번째 목표입니다!!

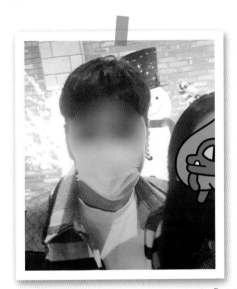
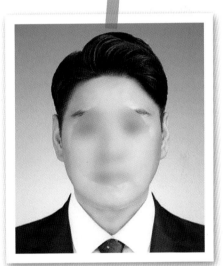

〈수술 후 88.8kg 사진〉

저는 조금 극단적으로 빼긴 했지만 할머니랑 외할머니께서 좋아하시는 모습과 행복해하시는 모습이 너무 좋습니다. 좀 더 건강하게 빼고 싶어요. 다들 단백질 파우더 꼭 드세요! 저는 탈모가 이제 시작돼서 스트레스 받고 있거든요. 영양제 잘 챙겨 드세요.
오늘 외래 때 과장님과 영양사쌤이 칭찬을 너무 많이 해주셔서 좋았어요. 긴 글 읽어주셔서 감사합니다.

위절제술을 알기 전, 그리고 수술 후의
제 삶은 180도 달라졌어요.

황○○ 님 (2019년 11월 7일, 위소매절제술 시행)

저는 어머니의 체형을 물려받아서 키도 크고 골반이 발달한 외국인 같은 체형입니다. 고 3 때 한번 태어나서 처음으로 극심한 스트레스로 인한 위경련으로 6개월간 죽만 먹고 지낸 덕분에 M 사이즈를 입었을 때를 제외하곤 늘 덩치 좋은 여자 사람이었습니다.

수술 전까지는 매우 많은 양의 술과 안주로 주말이면 밤을 새며 노는 것을 좋아했고, 배달음식을 좋아하며, 마늘빵과 여러 간식을 좋아하는 먹순이였습니다. 밥은 기본 2-3공기 먹고, 떡을 좋아하며, 고기나 술자리는 절대 빼놓지 않는 사람이었죠. 그래도 여자라고 살은 빼야 하지 않겠냐는 마음에, 한방, 양약 다이어트를 시도해 보지 않은 것이 없었습니다. 그래도 그나마 다이어트 효과가 있었던 것은 전신 마사지 받으며 관리 받았던 약손** 관련 다이어트였네요. 물론 그것도 지나고 나니 요요는 왔지만, 아마 제 생각엔 그때 마사지 받았던 덕에 지금까지도 살 처짐이 없는 듯합니다.

아무튼, 몇 년간 오락가락하며 다이어트를 심하게 하고 나니 요요가 엄청나게 왔어요. 그놈의 보상심리 때문에… 70kg대에서 60kg대로 감량하고 나면 몇 달 후에 재보면 80kg가 되어 있고, 70kg대로 다시 내려놓으면 후에 보상심리로 미친듯이 먹어서 90kg가 되고… 걷잡을 수 없이 늘어나버린 몸무게는 2018년 겨울, 지방흡입으로 (보상심리로 인해) 약간 감량 후 최고 몸무게인 117kg까지 (혹은 그 이상) 찌우게 되었습니다.

사진 보시면 아시겠지만 매우 고무줄 같은 몸이었습니다. 노는 게 너무 좋아서, 동호회 활동도 열심히 하고 나름 재미있게 산다고 생각하며 제 몸을 방치하고 있었죠. 그나마 키가 큰 덕에 엄청 심해 보이진 않았습니다. 어릴 때부터 면역력이 워낙 약했던 저는, 학창시절엔 무릎이 좋지 않아 체육 시간에는 늘 교실을 지키는 지킴이였고 평소에 원체 많이 아프다 보니 매일같이 오는 설사, 두근거림, 어지러움 등등의 증상을 대수롭지 않게 여겼었습니다.

그러다가 117kg가 된 그때부터 몸에서 이상신호를 엄청나게 보내기 시작했어요. 많이 피곤하고, 끼니 때마다

이어지는 설사와 각종 증상들로 인해 처음엔 그냥 대사증후군인가 하고 대학병원을 찾고 약도 지어먹어봤으나 증상은 전혀 나아질 기미가 보이지 않았죠. 매일 감기도 달고 살았는데, 생각해보면 기침이 감기가 아니라 역류성 식도염 때문이지 않았을까 생각이 되네요.

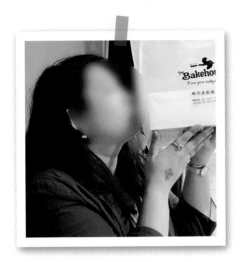 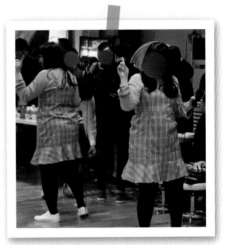

교대근무 때문에 힘든 게 아닌 것 같다고 진짜 이러다 큰일나겠다 싶어서 건강검진을 받았을 때, 갑상샘 항진증 진단을 받았어요. 그때 갑상선 초음파를 했는데, 갑상선이 많이 거칠어져 있다고 했고 그때 잠깐 5kg 빠지는 것 같더니 또다시 원상복구가 되었습니다. 약을 받아먹는데, 며칠 지나고 나니 몸이 더욱 급속도로 안 좋아져 다시 재검사를 했더니 갑상샘 저하증으로 바뀌어 있었어요.

그렇게 갑상선 치료에만 전념했으나 도저히 나아질 기미가 보이지 않는 설사 및 기타 증상에 지쳐갈 무렵 먼저 비만과 기타 이유로 고통을 받던 그때, 회사 동생이 위절제술을 먼저 알게 되었고, 저도 한번 가서 상담을 받아볼까 하고 예약을 잡아 병원을 방문하게 되었습니다.

이때 당뇨가 있다는 것도 처음 알았고, 그제서야 이전에 병원 검사 기록들에서 당 수치가 좀 높았는데 아무도 나에게 관리하라든지 신경 써야 한다는 말을 해주지 않았었다는 것을 알게 되었습니다. 김용진 교수님과의 상담과정에서, 비만으로 인해 받은 상처들을 김용진 교수님께서 공감해주시고 위로를 건네주셔서, 상담을 받다가 감사한 마음, 그리고 진정한 의사선생님을 만났단 안도감, 그리고 여러 감정들이 섞여 눈물을 흘렸던 기억이 아직도 생생합니다.

수술 전까지는 양지병원 내분비내과에서 갑상선 약도 받으면서 당뇨약도 처방 받아 먹었고, 그때는 우울증 증상도 약간 찾아와서 우울증약 처방도 함께 받으며 지냈습니다. 대장내시경도 받을 겸 수술 전 검사를 입원

해서 진행하였고, 수술 전날인 2019년 11월 6일, 위절제수술을 하기 위한 입원을 하였습니다.

수술하고 나서 사실 물 마시는 것도 너무 힘들고 미음도 잘 넘어가지 않았으며 단파도 몸에 맞지 않아 먹지 못했습니다. 매일 두유를 먹다가 설사가 또 찾아와 아몬드브리즈와 닭가슴살로 3개월을 버텼고 중간중간 참치캔도 기름 짜서 먹고, 샐러드, 게맛살도 먹고. 볶은 병아리콩 사서 간식으로 먹고 아주 가끔 육포도 조금씩 먹고 했었네요.

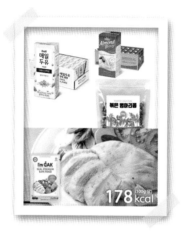
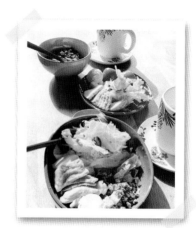

첫 한 달 식사양은 아몬드브리즈 1팩으로 하루-이틀 먹었고 두 달쯤 정도부터 아몬드브리즈 1팩+닭가슴살 1팩으로 4끼니 정도 먹은 것 같아요. 많이 못 먹었어요. 그리고 가끔 죽 먹으면 힘이 난대서 시도했다가 덤핑이 엄청나게 세게 와서 그 뒤로는 시도조차 못 했었습니다.

당뇨 수치는 수술 직후부터 많이 내려가서 약은 아예 끊었고, 요즘도 정상 수치 내에서 잘 나옵니다. 그래서 따로 관리하고 있지는 않습니다.

운동은 거의 숨쉬기만 했는데요. 바이크도 조금 타보기도 하고 홈트레이닝도 따라해보곤 했지만 저는 운동은 영 몸이 안 따라줘서 그냥 쉬엄쉬엄 마트나 다니고 숨만 쉬고 살았습니다.

체중 정체기도 있었고, 감량과 요요를 함께 겪으며 오르락 내리락 파도가 치는 것처럼 변화가 엄청난 그래프를 만들 수 있었습니다. 50일째에 총 21kg 감량, 100일째에 추가로 11kg 감량. 그 후에도 쭉쭉 잘 유지해서 1년째 되었을 때 추가로 13kg 감량되어 총 45kg 감량을 하여 72kg를 찍었으며 요즘 일반식을 하는데도 (외식 및 야식이 잦음) 72-74kg를 유지 중입니다.

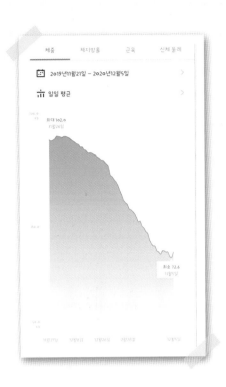

현재는 메니에르 증상으로 인하여 운동이나 회사생활은 못하고 집에서만 쉬고 있기에 후에 코로나도 좀 잠잠해지고 활동이 가능하다면 65kg까지는 좀 더 욕심을 내볼 생각입니다.

피검사를 하면 간 수치가 빨간색이 나오도록 안 좋았고 3자리 수를 찍었었는데, 거의 모든 수치가 정상으로 찍히고 있습니다. 갑상샘 저하증은 신지로이드 복용으로 정상 수치로 유지 중입니다.

지금은 일반식사를 하고 있으나 아기들 이유식 먹는 양보다도 적게 먹는 것 같습니다. 너무 자극적이지 않은 외식을 많이 하다가 요즘엔 다시 건강하게 집밥을 해먹으려고 노력 중입니다.

단거나 짠거, 매운 것을 먹으면 위장이 난리나고 덤핑 증상이 오는 것, 술을 전혀 못하게 된 것(도수가 낮아도 금방 취하네요), 물을 크게 꿀꺽 하는게 딱 5번까지는 허용이 되는 것, 커피도 너무 진하게 먹으면 잠도 못 자고 두근거린다는 것, 작은 햇반 기준으로 1/4 정도는 먹을 수는 있다는 것이 단점 아닌 단점입니다(더 먹으면 위가 아파서 무리해서 먹고 싶진 않네요).

그리고 단백질 섭취의 부족 때문인지 정수리가 많이 휑하게 되어 중요한 자리 외출 시에는 가발을 찾게 되었다는 것이지만 현재 일을 쉬고 있다 보니 머리가 많이 자랐습니다. 스트레스도 원인이었나 봐요.

아무튼, 불편한 것을 굳이 뽑자면 이거 외에는 먹고 사는데 크게 지장도 없고 위절제수술을 하게 된 것에도 후회가 없고, 저는 수술을 하고 나서의 삶에 매우 만족을 하고 있습니다.

위절제술로 더이상 골골대지 않고 아프지 않은 몸을 가지게 된 것이 제일 큰 장점이고 무엇보다 내 자신의 모습을 좀 더 당당하게 사랑하게 되었습니다. 더 이상 감추거나 숙이지 않고 남들 앞에 자신감 있게 나아갈 수 있는 든든하고 커다란 발판이 되어준 정말 고마운 수술이 위절제 수술이고, 김용진 교수님을 비롯하여 친절하고 예쁘고 멋지신 아람쌤, 대근쌤, 우리의 영양을 책임져 주시는 지현쌤 외에도 안 보이는 곳에서 노력해 주시는 다른 쌤들께도 늘 말씀 드리지만 감사하다고 백만 번을 말해도 부족한 것 같습니다.

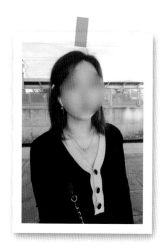 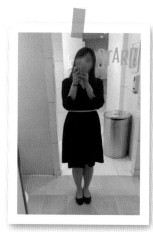 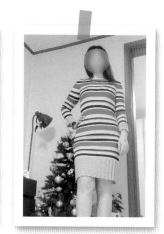

앞으로 살 날이 얼마나 될지는 모르겠지만 저에겐 정말 빛이고 금동아줄이 되어준 고마운 위절제술. 한 살이라도 어릴 때, 좀 더 빨리 알았더라면 하고 아쉬움이 남는 것도 사실이긴 합니다. 당뇨의 무서움도 알게 되었고요.

지금처럼, 조금만 더 내 몸이 지르는 비명에 귀 기울이고 혼자 힘으로 해결해 보려고 애쓰지 않고 아플 땐 전문가의 도움을 적극적으로 받아보면서 살아가 보려고 합니다.

남은 한 해도, 건강하시고 좋은 일들만 가득하시기를 바랍니다.

고민은 시간만 늦출 뿐, 시간을 다시 돌린다고 해도 저는 위절제를 위해 다시 수술대에 오를 거에요. 한시라도 빨리!

Part 4
비만대사수술 후
실생활 적용

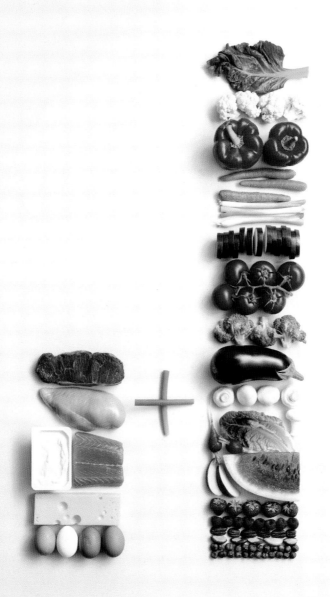

단계별 식단표를 적용해 봅시다.

STEP 1 **액상식(수술 후-3, 4일)**

이 단계는 입원 시 그리고 퇴원 후 1-2일 정도 적용될 식사 입니다. 이 단계의 목적은 식사를 시도하는 것에 있으니, 절대 무리해서 먹지 않도록 합니다.

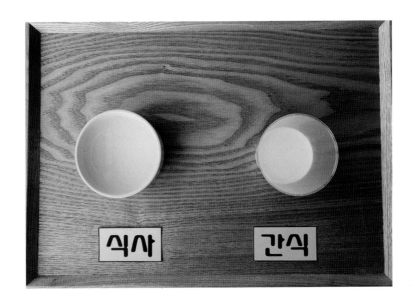

	월(수술)	화(입원 시)	수(입원 시)	목(입원 시)	금(퇴원 후)
아침	금식	물 소량씩 섭취	미음 30-50㎖씩 × 하루 3-6회 섭취	미음 30-50㎖씩 × 하루 3-6회 섭취	미음 혹은 저지방무가당 유제품 50㎖ × 하루 3-6회 섭취
간식1					
점심					
간식2					
저녁					

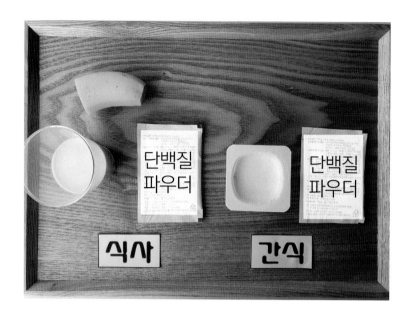

	DAY 1		DAY 2		DAY 3	
아침	단백질 쉐이크		단백질 쉐이크		단백질 쉐이크	
점심	단백질 쉐이크		단백질 쉐이크		단백질 쉐이크	
간식	바나나 ½개(50g)		딸기 2-3개(50g)		블루베리 ½컵(50g)	
저녁	단백질 쉐이크		단백질 쉐이크		단백질 쉐이크	
간식	×		무가당 요플레 100㎖		콩물 75㎖	
영양성분	열량	262.5kcal	열량	313.5kcal	열량	277.5kcal
	탄수화물	22.1g	탄수화물	20.6g	탄수화물	19.7g
	단백질	34.5g	단백질	38.8g	단백질	36.8g
	지방	4.6g	지방	8.5g	지방	5.9g
	탄수화물:단백질:지방 비율	33:52:15	탄수화물:단백질:지방 비율	26:50:24	탄수화물:단백질:지방 비율	28:53:19

단백질 쉐이크 = 단백질 파우더 10g + 저지방 우유 75㎖
단백질 쉐이크 대신에 STEP2 고단백 유동식 추천메뉴로 변경 가능

단백질 쉐이크 만드는 방법

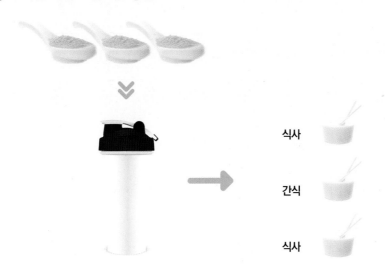

① 저지방 우유
무가당 두유
무가당 요플레 } 200㎖당 단백질 파우더 20-30g 비율로 섞어 줍니다.
아몬드브리즈
물

② 본인의 식사량에 맞게 1-4회에 맞춰 나눠 먹습니다.

단백질 파우더 맛있게 먹는 방법 🍴 TiP

① 과일, 고구마, 단호박을 같이 갈아서 먹는다(200㎖당 50g 정도 혼합).

② 두부, 닭가슴살을 같이 갈아서 먹는다(200㎖당 50g 정도 혼합).

③ 검은콩 가루 소량이나 유산균 파우더를 넣고 섞어 먹는다.

④ 미지근한 온도보다는 차갑게 먹는 것이 맛이 더 좋다.

⑤ 아이스크림 틀에 얼려서 먹는다.

STEP 3 고단백 연식(수술 후 11일-1개월)

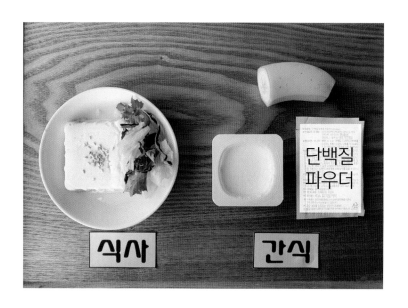

	DAY 1		DAY 2		DAY 3	
아침	단백질 쉐이크		단백질 쉐이크		단백질 쉐이크	
점심	단백질 쉐이크		단백질 쉐이크		단백질 쉐이크	
간식	연두부 ½팩(70g) 부드러운 야채 ¼접시(20g)		딸기 50g		무가당 요플레 1개	
저녁	단백질 쉐이크		야채계란찜 1토막(50g) 부드러운 야채 ¼접시(20g)		크래미 1개(50g) 부드러운 야채 ¼접시(20g)	
간식	바나나 50g		단백질 쉐이크		단백질 쉐이크	
영양성분	열량	369kcal	열량	403.6kcal	열량	438.6kcal
	탄수화물	29g	탄수화물	22.6g	탄수화물	26.1g
	단백질	53.7g	단백질	54.5g	단백질	59.3g
	지방	7.9g	지방	11g	지방	10.5g
	탄수화물:단백질: 지방 비율	28:54:18	탄수화물:단백질: 지방 비율	22:54:24	탄수화물:단백질: 지방 비율	24:54:22

단백질 쉐이크 = 단백질 파우더 15g + 저지방 우유 100㎖
연두부, 야채 계란찜, 크래미 대신에 STEP3 고단백 연식 추천메뉴로 변경 가능 ◀---

STEP 4 고단백 상식(수술 후 1개월-3개월)

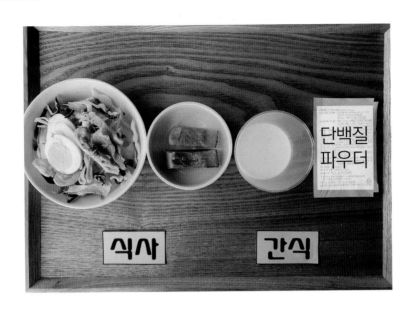

	DAY 1		DAY 2		DAY 3	
아침	단백질 쉐이크		단백질 쉐이크		단백질 쉐이크	
점심	저염훈제닭가슴살 1토막(50g) 샐러드 ½접시(50g)		단백질 쉐이크 삶은 새우 3-4마리(50g)		단백질 쉐이크 반숙계란 1개	
간식	단백질 쉐이크		사과 ¼개(50g)		단백질 쉐이크	
저녁	단백질 쉐이크		쇠고기 숙주볶음 1접시 (50-70g)		생선구이 1토막(50g) 브로콜리 3-4조각(30g)	
간식	단백질 쉐이크 오렌지 ½개(100g)		단백질 쉐이크		무가당 요플레 1개 아몬드 8알(8g)	
영양성분	열량	600kcal	열량	576kcal	열량	630.8kcal
	탄수화물	39.1g	탄수화물	32.8g	탄수화물	30.6g
	단백질	82.7g	단백질	74.7g	단백질	81.3g
	지방	12.6g	지방	16.5g	지방	21.1g
	탄수화물:단백질: 지방 비율	26:55:19	탄수화물:단백질: 지방 비율	23:52:25	탄수화물:단백질: 지방 비율	19:51:30

단백질 쉐이크 = 단백질 파우더 15g + 저지방 우유 100㎖
닭가슴살샐러드, 쇠고기숙주볶음, 생선구이 대신에 STEP4 고단백 상식 추천메뉴로 변경 가능

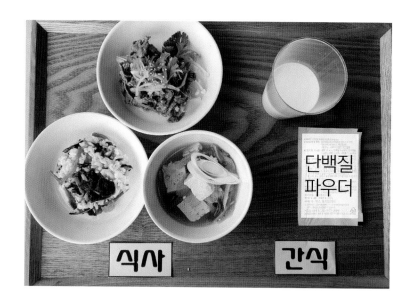

	DAY 1		DAY 2		DAY 3	
아침	고구마 ½개(70g) 삶은 계란 1개		단백질 쉐이크		나또 1팩(50g) 사과 ½개(70g)	
점심	소고기 안심 구이 1개(100g) 야채 샐러드 1접시(100g)		두부찜 2조각(150g) 구운 야채 1접시(50g)		닭가슴살 미역국수 1접시(100g)	
간식	단백질 쉐이크		하루 견과 1봉지(25g)		단백질 쉐이크	
저녁	잡곡밥 2수저(30g) 닭가슴살 1개(100g) 호박나물 1접시(70g)		곤약밥 2수저(30g) 갈치구이 1토막(50g) 날치알 계란찜 1토막(50g) 콩나물국(건더기만) ½그릇		백순두부탕(건더기만) ½그릇 시금치나물 1접시(70g)	
간식	방울토마토 10알(100g)		무가당 요플레 1개		단백질 쉐이크	
영양성분	열량	891.1kcal	열량	815.9kcal	열량	820.8kcal
	탄수화물	61.2g	탄수화물	50.2g	탄수화물	75.6g
	단백질	88.9g	단백질	72.9g	단백질	78.4g
	지방	32.3g	지방	36.1g	지방	24.2g
	탄수화물:단백질: 지방 비율	27:49:33	탄수화물:단백질: 지방 비율	24:36:40	탄수화물:단백질: 지방 비율	36:38:26

단백질 쉐이크 = 단백질 파우더 20g + 저지방 우유 200㎖
해당 식사 대신에 STEP5 일상식 추천메뉴로 변경 가능

2 밀프렙, 밀키트 만들어 봅시다.

◤ 밀프렙

밀프렙(meal-prep)은 식사(meal)과 준비(preparation)의 합성어로 미리 준비해 놓은 식사를 끼니 때마다 챙겨 먹는 방법입니다.

밀프렙은 1~2년 전부터 해외에서 균형 잡힌 식사나 다이어트를 목적으로 하는 사람들 사이에서 유행하기 시작했으며, 최근 우리나라에서도 삼시세끼 챙겨 먹기 힘든 요즘 밀프렙으로 식사를 해결하는 사람들이 많아지고 있습니다.

다양하고 색다른 식단 구성을 원하시는 분들,
점심시간마다 어떤 메뉴를 먹어야 하는지 고민되는 직장인들,
편의점 음식, 배달음식으로 한 끼 식사를 때우는 학생 및 자취생들,
자녀가 남긴 밥으로 대충 식사를 해결하는 부모님들!
한끼 맛있고 균형 있게, 배부르게, 식사 챙겨 드세요~

소소한 팁 ₩₩₩ TiP

① 냉동보관과 전자레인지 사용이 모두 가능한 용기를 준비한다. 음식물이 섞이지 않도록 칸이 나눠져 있는 용기를 준비한다.

② 상하지 않는 재료 위주로 준비한다.

③ 단백질 식품과 야채를 균형 있게 준비한다.

④ 조리한 음식의 열기를 충분히 식힌 후 냉장 보관한다.

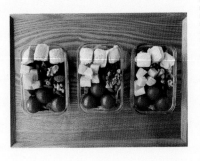

밀키트

밀키트(meal kit)는 Meal(식사) + Kit(키트, 세트)의 합성어로 손질된 식재료와 정량으로 맞춰진 완성된 소스를 이용해 쉽고 빠르게 조리할 수 있는 식사 키트입니다. 식재료와 소스를 약간만 가감하면 비만수술 환자들도 영양가 있고 맛있게 조리하여 먹을 수 있는 것이 장점이 될 수 있습니다.

메뉴 선택 기준
① 탄수화물 위주거나 기름진 메뉴보다는 다양한 재료가 골고루 들어있는 메뉴를 선택한다.
② 모든 소스가 첨가되어 버무려져 있는 메뉴보다는 소스량을 조절해서 조리할 수 있는 메뉴를 선택한다.

조리팁
① 제공된 소스류는 전량 넣지 않고, 50% 정도로 조절해서 첨가한다.
② 소스가 음식에 버무려져 있는 경우 소스를 덜어낸 후 물이나 식재료(야채, 단백질 식품)을 추가 첨가하여 재조리한다.
③ 풍부한 건더기를 섭취하기 위해 야채나 단백질 식품(고기, 해산물, 두부, 계란 등)을 더 넣어서 조리한다.
④ 섭취 시 탄수화물 식품(밥, 국수, 밀가루, 빵 등)은 최대한 적게 먹는다. 탄수화물 제한 중이라면 탄수화물 식품은 제외하고 조리한다.
⑤ 이미 조리된 음식이라면, 생두부나 삶은 계란, 샐러드나 쌈류 등 간이 되어 있지 않은 식품을 곁들여서 식사한다.

예시 조리법
대구 매운탕: 매운탕 소스를 적게 사용하고, 야채와 두부를 추가로 첨가하여 조리한다.
떡볶이: 소스는 적게 사용하고, 야채와 삶은 계란을 추가로 곁들여서 먹는다.

3 장바구니 팁 알려드립니다.

저열량 식사를 위한 조리팁

식품이나 음식의 에너지는 탄수화물과 지방 함량이 높을수록 함께 올라가게 됩니다. 따라서 영양성분표시를 확인해서 탄수화물과 지방이 더 적은 식품을 선택하고, 조리할 때도 설탕, 물엿, 꿀 등의 당과 콩기름, 참기름, 버터 등의 사용을 가능한 줄여 조리합니다.

식품군별 비만 예방을 위한 조리팁[1]

식품군	올바른 조리 방법
곡류군	흰쌀밥, 흰빵, 흰국수 보다는 잡곡밥, 통밀빵, 메밀국수를 선택 곡류로만 이루어진 일품요리보다는 어육류, 채소류가 골고루 배합된 음식을 선택(예: 비빔밥) 설탕, 꿀 등의 단순당보다는 인공감미료의 사용하여 조리
어육류군	눈에 보이는 껍질이나 지방은 제거하여 조리 기름기가 있는 육류나, 육가공식품(런천미트, 비엔나, 프랑크소시지) 등은 뜨거운 물에 삶아서 기름을 걷어낸 후 사용 참치통조림을 이용할 경우에는 기름을 완전히 제거한 후 사용 콜레스테롤이 많거나(소간, 명란젓, 문어, 물오징어, 새우, 전복, 곱창, 뱀장어 등) 포화지방이 많이 들어있는 식품(닭고기-껍질포함, 돼지머리, 돼지족, 런천미트, 비엔나, 프랑크소시지, 삼겹살, 소갈비, 소꼬리)의 사용은 되도록 제한
채소군	다른 식품군에 비해 비교적 열량이 적으며, 식이섬유소가 많으므로 자유롭게 사용 열량이 적은 채소류를 조리할 때에도 기름을 사용하는 볶음요리 대신 생으로 먹거나, 삶거나 데쳐서 조리하는 나물을 선택
우유군	가당우유(초코우유, 딸기우유, 바나나우유, 호두우유 등) 보다는 포화지방산과 콜레스테롤의 함량이 적은 저지방우유를 사용
과일군	과일주스에는 식이 섬유소가 적게 들어 있으므로, 가능한 주스보다는 생과일로 섭취 가당주스보다는 무가당주스 또는 천연과즙을 이용하고, 무가당주스라 하더라도 당질 함량이 높고 당이 들어있으므로 과다 사용은 피함

[1] 비만예방을 위한 바른 식생활 가이드-보건복지부 참고

식품군	올바른 조리 방법
양념류	고체성 기름(버터, 마가린)보다는 식물성 기름(참기름, 들기름, 식용유 등)을 사용 튀김, 전, 부침 요리보다는 조림이나 구이, 찜과 같이 기름을 적게 사용하는 조리법을 선택 볶음을 할 때에는 팬을 뜨겁게 달군 후 물을 약간 넣고 볶음 기름사용량을 줄이기 위해 코팅 팬이나 그릴, 오븐을 이용 채소 샐러드 드레싱은 마요네즈 소스 대신 생과일, 식초 등을 이용한 과일 소스로 대체하고 최소량으로 섭취

마트 구매팁

식품의 구입 요령

① 장을 보러 갈 때는 구매해야 할 품목을 적어 가지고 가도록 한다.

② 인터넷에서 대량 구매하기보다는 매번 먹을 수량만큼 직접 장을 본다(한 번이라도 더 걷자!).

③ 조리가 필요한 자연식품을 주로 구입하고 가공식품, 인스턴트식품, 패스트푸드는 적게 구입한다.

④ 재철 채소와 과일은 꼭 구매하고, 가당 간식은 구매하지 않는다.

⑤ 여러 브랜드별 식품의 영양성분표를 비교해서 구매하는 습관을 들인다. 식품의 표시 내용을 읽어 식품의 내용물을 파악하고, 되도록 지방 함유량이 낮은 저지방식품을 구입하도록 한다.

저열량 식사를 위한 식품 선택[2]

주의: 수술 후 개인의 소화능력에 따라 섭취가능 여부가 달라질 수 있습니다(특히 * 표시는 수술 초기 환자들은 피해야 합니다).

⭕ **자유롭게 드세요**

음료: 보리차, 녹차* 홍차* 블랙커피* 등

채소류: 상추, 양배추, 양상추, 오이, 배추, 샐러리, 당근 등

버섯류

해조류: 김, 미역, 다시마, 우무* 등

기타: 맑은 채소국, 곤약*, 천사채* 등

🔺 **너무 많이 먹지 마세요**

음료: 스포츠음료, 무가당주스 등

과일류: 사과, 귤, 오렌지, 바나나, 배, 감, 수박, 참외 등

곡류*: 밥(잡곡밥, 쌀밥), 식빵류, 면류, 묵류, 감자, 고구마, 옥수수 등

유제품: 우유, 두유, 무가당 요구르트

❌ **되도록 피하세요**

음료*: 콜라, 사이다, 꿀차, 가당음료 등

모든 주류*: 맥주, 소주, 양주, 포도주 등

당류*: 설탕, 사탕, 꿀, 쨈, 초콜릿, 케이크류, 단 후식

기름기 많은 육류*: 갈비, 삼겹살, 프라이드 치킨, 햄, 소시지 등

가공식품류*: 라면, 감자칩, 스낵류, 도넛, 과일 통조림, 가당 요구르트, 가공 우유

---

[2] 대한당뇨병협회 참고

가장 좋은 것은 평생 못 고칠 것 같던 식습관이 건강해진 것입니다.

정○○ 님 (2020년 9월 2일, 위소매절제술 시행)

수술 전의 나

저는 어렸을 때부터 먹는 걸 좋아했습니다. 살이 잘 찌는 아빠 체질과 느끼달고소한 맛을 좋아하는 엄마의 입맛이 합쳐진 슈퍼 결정체가 저였어요! 아주 어릴 적에, 어린이 심리상담하는 곳에서 엄마가 제가 먹는 걸로 스트레스를 푸는 것 같아 걱정이라고 하셨던 게 어렴풋이 기억납니다. 그때부터 수술하기 전까지 저는 제가 그런 사람이 절대 아니라고 생각했는데, 지금 돌이켜 생각해보면 폭식을 자주 하지 않았을 뿐, 틀림없는 섭식장애가 있었더라고요.

어릴 적 조금 통통했을 때(정말 뚱뚱하지도 않았고 키는 보통에 평균보다 5kg 정도 쪄있는 통통이었어요), 유독 주변 어른들이 먹을 것에 대한 제제가 심했었습니다. 어느새 내가 뚱뚱하다고 생각하게 되어서 먹을 때마다 남들의 눈치가 보여 몰래몰래 하나둘씩 가방에 숨겨놓고 먹던 게 어느새 먹는 양이 가늠이 안 될 정도로 점점 많아졌고, 성인이 된 이후로도 고쳐지지 않는 습관이 되어서 방에는 늘 과자봉지, 음료수 병이 나뒹굴었습니다. 또 맛있는 게 있으면 무조건 먹어야 직성이 풀렸습니다. 아무리 배가 불러도 먹고 싶은 음식이 앞에 있으면 욱여넣었어요.

이런 증상들은 초등학교에서 중학교로, 중학교에서 고등학교로, 고등학교 졸업할 무렵 즈음 굉장히 심해졌었습니다. 특히 고3 무렵은 극도의 스트레스와 기존에 갖고 있던 질환으로 복용 중인 약의 부작용으로 수능 직전 1달 동안 약 7-8kg이 빠졌었는데, 수능이 끝나자마자 거짓말처럼 입맛이 제대로 돌아왔고 외식을 자주 하게 되면서 바깥의 자극적인 음식이 아니면 먹기가 싫어져서 최악의 식습관을 갖게 되었습니다. 예전에는 1년에 치킨 1번 먹을까말까 였는데, 수능이 끝난 이후로는 음식 배달은 하루에 2번씩 있던 날도 있었고, 외출하고 집으로 돌아가는 길에는 매일 과자까지 쟁여놓고 사먹어서 2-3달 안에 10kg은 기본으로 증가했습니다. 그런 습관이 쌓이고 쌓여 1년 동안 총 20kg는 쪘고, 입시를 준비하며 자취도 하게 되어서 부모님의 통제도 없어 어느새 110kg를 찍었었습니다. 그 뒤로 충격 받은 후로, 난 이제 정말 몸을 돌이킬 수 없다고 생각해 체중계는 거들떠도 안보고 살았는데, 수술 즈음에 쟀을 때는 106kg 정도였습니다.

수술 계기

저 같은 경우는 수술 직전까지 사실 제 몸에 대해 큰 생각이 없었습니다. 살을 빼야겠다는 마음은 당연히 있었지만 먹는 즐거움이 가장 크기도 했고, 이제와서 일반 여성의 평균 체중에 해당하는 몸무게를 빼야한다는 것이 현실적으로 제게는 불가능한 일이라고 생각되었습니다. 정말 다시 태어나지 않는 한 내가 평범한 체형이 될 일은 없겠구나 싶어서 빼겠다는 마음이 생기지도 않았어요.

그런 저를 다들 뒤로는 쑥덕댔을 수도 있지만 제 앞에서 대놓고 저를 무시하거나 하대하는 행동을 하는 사람들은 없어서 다행이었습니다. 간혹 친척들의 명절 잔소리, 알바 구할 때의 묘한 거절의 낌새 등은 있어도 제 유리멘탈에 상처를 입힐 만큼의 대접을 받았던 적은 없던 것 같습니다. 그래서 제가 뚱뚱해도 저를 진정으로 아껴주고 사랑해주는 사람들은 언제나 생길 수 있을 거라는 자존감은 굳게 갖고 있었어요.

4년 가량 계속 되던 공부와의 씨름에 몸도 마음도 많이 망가져 있던 중, 올해 초에 기적처럼 해외대학에서 제가 원하던 과에 합격하게 되었습니다. 오랫동안의 숙원과도 같던 일을 해결하고 나니, 문득 생각이 든 게, 현재 내 주변 사람들은 나를 온전한 나로 봐주지만, 제가 앞으로 대학생활과 사회생활을 해나감에 있어서, 외모로 평가받을 일을 피할 수는 없다고 생각이 들었습니다. 또, 제 건강을 외면한지도 너무 오래되었고, 제 꿈이 의료인이라 체력이 무엇보다 중요했습니다. 그래서 다이어트를 마음먹었는데, 저는 이미 초고도비만으로 인해 양 발목을 자주 접질러서 많은 양의 체중 감량을 위한 운동이 힘든 상태였습니다. 왼쪽 발목 인대는 거의 습관적으로 접질러서 인대 불안정성으로 수술을 권유받을 정도였어요. 불가피하게 철저한 식단 조절이 필요했지만, 양을 갑자기 줄이는 것과 맛있는 음식들을 못 먹는 것은 힘든 운동보다 더 힘들었습니다. 그러던 중 부모님께서 농담반 진담반으로 이렇게 살 거면 위절제수술이나 하라고 하셨는데, 처음에는 화를 내고 왜 그런 얘기를 하냐고 했었는데, 저도 시간이 지날수록 건강에 위협을 느꼈고 간절해져서, 위절제수술을 찾아보게 되고 김용진 교수님을 알게 되었습니다. 교수님의 블로그를 읽고, 유튜브에 영상도 보고, 카페도 알게 되었습니다. 그리고 초진 겸 수술 전 검진을 잡고 한 달 후에 수술을 받게 되었습니다.

수술 후의 나

사실 처음 1-2주는 후회가 많았습니다. 공기밥 1-2공기는 기본으로 먹던 사람이 갑자기 적은 양을 먹고 탄수화물을 억제하니 기운도 없고, 내가 정말 이 수술을 받은 게 옳은 선택이었을까, 다른 선택지도 있지 않았을까 후회를 좀 했었습니다. 제가 그 전에 썼던 후기들을 비롯해 다른 많은 분들께서 남겨주신 후기들을 조금만 보면 아시겠지만 뇌 수술이 아니기 때문에 맛있는 음식들 생각도 많이 나고 무슨 맛인지도 다 기억나요. 그런 얘기 있잖아요. '아는 맛이 제일 괴롭다.' 3주째에는 우울하기까지 했고 가슴이 답답하고 짜증도 많이 났는데 그 즈음부터, 평생 멀리했던 두부와 야채를 잘 먹기 시작했습니다. 예전에 고기반찬 있어야만 끼니를 먹고 해산물은 거의 못 먹던 제가 이제는 육류가 느끼해지고 해산물의 담백한 맛을 즐기게 되었습니다(비린 맛에 취약해 먹을 수 있는 게 한정되어 있긴 하지만요). 조금 더 식단이 신선해졌습니다.

지금은 수술 전의 제가 전혀 상상이 가지 않습니다. 그때는 뭐가 그리 급했어서 쫓기듯이 많이 먹고, 빨리 먹고, 숨어서 먹었는지 이해가 되질 않습니다. 먹기 위해 사는 사람이었는데, 지금은 살기 위해 먹습니다. 배가 고파야 먹게 되었습니다. 몸이 어느 정도 가벼워지니, 숨차던 것도 덜해지고 놀랍게도 땀도 덜 납니다!
수술 전 검사(8월초)에서는 106㎏였고, 현재는 85-86㎏를 왔다갔다 하고 있습니다. 저는 당뇨는 없어서, 고도비만 개선을 목적으로 수술을 받았습니다. 수술 후에 체중 감량을 통해, 외형적으로 나아진 것도 당연히 좋지만, 무엇보다 평생 못 고칠 것 같던 식습관이 건강해진 것이 가장 좋습니다. 그럴 일은 없었을 것 같은데, 만약 제가 식단으로 다이어트를 성공했어도 다시 못된 식습관으로 되돌아가는 것은 시간문제였을 것 같습니다. 짧은 기간이라고 볼 수도 있겠지만 제가 그동안 얼마나 좋지 못한 것을 먹었는지 깨닫게 되니, 많이 후회스럽기도 하지만 지금에라도 깨닫고 고치게 되어서 얼마나 다행인가 싶습니다.

수술 후 관리방법
영양사 선생님께서, 저는 위의 적응 속도가 평균보다 느린 편이라고 하셨습니다. 그래서 권장 식단을 따라가는 속도가 느려서 그런지, 제 본래의 체력으로 회복되기까지 조금 시간이 걸렸습니다. 3주까지는 좀 골골댔던 것 같아요. 그 후로는 수술한 것도 까먹고 살 정도로 회복이 많이 되었는데, 또 막상 운동과는 거리가 멀던 사람이 걷기 운동을 시작하려니 막막하더라고요. 저는 그래서 아이쇼핑을 하러 다녔어요. 제가 워낙 쇼핑을 좋아해서 그런 곳에 풀어놓으면 시간가는 줄을 모르는 사람이거든요. 지갑은 두고 백화점, 복합상가, 지하상가, 동대문시장 불문하고 엄청 걸어 다녔습니다. 그러면 훨씬 즐겁게 시간 가는 줄 모르고 걸을 수 있어서 너무 좋았습니다. 요즘은 다시 시국이 불안정해져서 예전만큼은 못 다니고 있지만 어디 가게 되면 여유롭게 둘러보다 오는 편입니다.
식단은 최대한 지키려고 노력하고 있습니다. 하지만 정말 마음처럼 쉽지 않긴 하더라고요. 제가 잘 먹었던 것들, 먹고 있는 것들 간단하게 적어두겠습니다. 영양사쌤 권장식단과는 거리가 멀 수 있으니 그냥 다른 사람은 이런 걸 먹는구나~하고 참고하는 정도로만 봐주시면 될 것 같습니다.

단백질 파우더 30g + 두부1/4 + 과일30g + 우유 200-300㎖
☞ 제가 좀 단맛나는 단백질 파우더를 섭취 중인데 점점 물리더라고요. 그 맛을 중화시키기 위해 두부를 넣는데, 단파+두부 조합이 텁텁할 것 같아 과일도 넣어서 갈아먹습니다. 500㎖ 통 조금 안되게 차고 그 양을 하루에 3번 나눠서 먹고 있어요.

샤브샤브

☞ 그냥 집근처에서 배달되는 곳 시켜먹습니다. 제 팁이라면 팁인데 맛있는 육수를 따로 구하는 게 힘들고 까다로워서 금방 상하는 샤브샤브 야채나 고기는 최대한 적게 시키고 육수만 엄청 추가해서 냉장고에 쟁여놓아요. 그리고 샤브샤브 먹고 싶을 때, 근처 마트에서 고기랑 야채 사와서 조금씩 육수 꺼내서 데쳐먹고는 합니다.

두부마라샹궈

☞ 마라샹궈 너무 좋아했었는데 못 먹으니까, 푸주+생두부(부침용두부)+건두부면+백목이버섯+숙주에 마라샹궈 소스 약간 둘러서 향내서 볶아먹으면 마라샹궈 생각 안 나고 좋았습니다.

블랙타이거새우+스트링치즈

☞ 블랙타이거 반만 까서 위에 스트링치즈 얹어서 에어프라이어에 20분 정도 구워서 먹습니다. 새우가 콜레스테롤이 높다는 얘기가 있어서 엄청 먹고 싶을 때 2마리씩 2번 정도 해먹었던 것 같습니다.

컬리플라워 볶음밥

☞ 재료 따로 사서 해먹기에는 남겨지는 재료 양이 너무 많을 것 같아서 기성품을 사먹었는데, 약간 짜게 느껴져서 컬리플라워 라이스만 따로 구매해 반반씩 섞어먹고 있습니다. 솔직히 밥보다는 만두소를 먹는 기분이기는 한데, 그래도 볶음밥의 향과 맛이 그리운 분들은 만족하실 것 같습니다.

베어벨스

☞ 밖에서 끼니 챙기기 힘들 때 올리브영에 가서 사먹습니다(입점 매장 상이). 초코, 딸기, 바나나, 바닐라맛 다 맛있는데 개인적으로 초코가 가장 맛있더라고요. 맛 상관 없이 칼로리 영양성분 함량 모두 동일해서 부담없이 골라 먹을 수 있을 듯해요. 지금은 단백질 파우더 타기 귀찮아서 이 제품을 시켜 먹고 있습니다.

다이어트 아이스크림

☞ 제가 엄청난 아이스크림 덕후인데 너무 당길 때 아빠숟가락 기준 5숟가락 정도 퍼먹어요. 하나 사두면 2주 정도는 먹는 것 같아요. 요즘은 다양하게 나오는 것 같습니다. 가장 유명한 라라스윗을 비롯해, 라이틀리스윗데이, 스키니피그 등 여러 브랜드들에서 기존 아이스크림 못지않게 잘 나오고 있습니다.

수술 전후 모습

가족 이외에 제 수술을 아는 사람이 전혀 없어 많이 고민했지만.. 용기내어 올립니다. 제가 사진 찍는 걸 워낙 싫어해 최근 사진도 잘 없어서 수술 후 사진은 한 달 전 사진(11월 초중순쯤, 92kg)으로 올립니다. 계절도 달라 옷의 두께도 다르고 구도도 달라 비교하는 데에는 아쉽지만 전체적으로 윤곽만 봐주시면 될 것 같습니다.

수술 이후 사진이 마스크로 가려져서 얼굴 선에서의 차이는 잘 안보이지만, 가족들은 턱이 생기고 이목구비가 뚜렷해졌다고 합니다. 제가 원래도 목이 짧은데 예전에는 아예 목이 없다가 요즘에는 그래도 목의 윤곽이 보입니다.

제가 다이어트를 하고 있는 줄로만 아는 친구는 체형 자체가 달라졌다고 했고, 식사하면서 마스크를 벗었을 때는 다른 사람 같다고 했었어요.

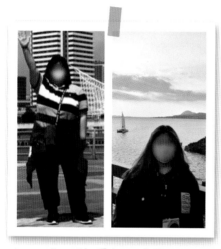
〈2019년 여름(110kg 추정)〉

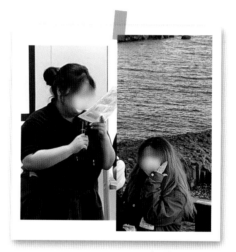
〈2020년 11월 초중순(92kg)〉

후기를 마치며

아직 제가 목표하고 있는 체중으로 가려면 한참 멀었고 아직 고도비만이지만, 시간과 숫자에 연연해하지 않고 지금처럼 노력한다면 더 건강한 제가 될 수 있을 것 같습니다. 다시 태어난 기분이고, 지금도 제가 이만큼 살이 빠졌다는 게 믿기지가 않습니다.

저를 새로운 사람으로 만들어주신 김용진 교수님을 비롯한 교수님 팀원분들께 정말 감사드립니다! 모든 분들이 건강해지셨으면 좋겠습니다! 다들 파이팅 하세요!

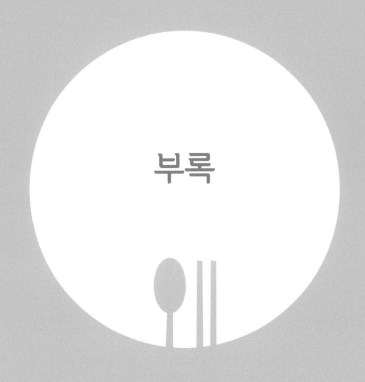

부록

1. 나의 체질량 지수

본인의 키와 몸무게로 체질량 지수를 계산해 보세요.

체중[KG]	저체중(<18.5)	정상 체중(18.5-22.9)		과체중(23-24.9)		비만1단계(25-29.9)		비만2단계(30-34.9)		고도비만(≥35)	
	키[METERS]										
	1.47	1.52	1.57	1.63	1.68	1.73	1.78	1.83	1.88	1.93	1.98
65	30.1	28.1	26.4	24.5	23.0	21.7	20.5	19.4	18.4	17.5	16.6
68	31.5	29.4	27.6	25.6	24.1	22.7	21.5	20.3	19.2	18.3	17.3
71	32.9	30.7	28.8	26.7	25.2	23.7	22.4	21.2	20.1	19.1	18.1
74	34.2	32.0	30.0	27.9	26.2	24.7	23.4	22.1	20.9	19.9	18.9
77	35.6	33.3	31.2	29.0	27.3	25.7	24.3	23.0	21.8	20.7	19.6
80	37.0	34.6	32.5	30.1	28.3	26.7	25.2	23.9	22.6	21.5	20.4
83	38.4	35.9	33.7	31.2	29.4	27.7	26.2	24.8	23.5	22.3	21.2
86	39.8	37.2	34.9	32.4	30.5	28.7	27.1	25.7	24.3	23.1	21.9
89	41.2	38.5	36.1	33.5	31.5	29.7	28.1	26.6	25.2	23.9	22.7
92	42.6	39.8	37.3	34.6	32.6	30.7	29.0	27.5	26.0	24.7	23.5
95	44.0	41.1	38.5	35.8	33.7	31.7	30.0	28.4	26.9	25.5	24.2
99	45.8	41.8	40.2	37.3	35.1	33.7	31.2	29.6	28.0	26.6	25.3
102	47.2	44.1	41.4	38.4	36.1	34.1	32.2	30.5	28.9	27.4	26.0
105	48.6	45.4	42.6	39.5	37.2	35.1	33.1	31.4	29.7	28.2	26.8
108	50.0	46.7	43.8	40.6	38.3	36.1	34.1	32.2	30.6	29.0	27.5
111	51.4	48.0	45.0	41.8	39.3	37.1	35.0	33.1	31.4	29.8	28.3
114	52.8	49.3	46.2	42.9	40.4	38.1	36.0	34.0	32.3	30.6	29.1
117	54.1	50.6	47.5	44.0	41.5	39.1	36.9	34.9	33.1	31.4	29.8
120	55.5	51.9	48.7	45.2	42.5	40.1	37.9	35.8	34.0	32.2	30.6
123	56.9	53.2	49.9	46.3	43.6	41.1	38.8	36.7	34.8	33.0	31.4
126	58.3	54.5	51.1	47.4	44.6	42.1	39.8	37.6	35.6	33.8	32.1
129	59.7	55.8	52.3	48.6	45.7	43.1	40.7	38.5	36.5	34.6	32.9
132	61.1	57.1	53.6	49.7	46.8	44.1	41.7	39.4	37.3	35.4	33.7
135	62.5	58.4	54.8	50.8	47.8	45.1	42.6	40.3	38.2	36.2	34.4
138	63.9	59.7	56.0	51.9	48.9	46.1	43.6	41.2	39.0	37.0	35.2
141	65.3	61.0	57.2	53.1	50.0	47.1	44.5	42.1	39.9	37.9	36.0
144	66.6	62.3	58.4	54.2	51.0	48.1	45.4	43.0	40.7	38.7	36.7
147	68.0	63.6	59.6	55.3	52.1	49.1	46.4	43.9	41.6	39.5	37.5
150	69.4	64.9	60.9	56.5	53.1	50.1	47.3	44.8	42.4	40.3	38.3
153	70.8	66.2	62.1	57.6	54.2	51.1	48.3	45.7	43.3	41.1	39.0
156	72.2	67.5	63.3	58.7	55.3	52.1	49.2	46.6	44.1	41.9	39.8
159	73.6	68.8	64.5	59.8	56.3	53.1	50.2	47.5	45.0	42.7	40.6
162	75.0	70.1	65.7	61.0	57.4	54.1	51.1	48.4	45.8	43.5	41.3
165	76.4	71.4	66.9	62.1	58.5	55.1	52.1	49.3	46.7	44.3	42.1
169	78.2	73.1	68.6	63.6	59.9	56.5	53.3	50.5	47.8	45.4	43.1
172	79.6	74.4	69.8	64.7	60.9	57.5	54.3	51.4	48.7	46.2	43.9
175	81.0	75.7	71.0	65.9	62.0	58.5	55.2	52.3	49.5	47.0	44.6

2. 나의 체중 변화 기록지

본인의 체중 변화를 그래프로 그려보세요.

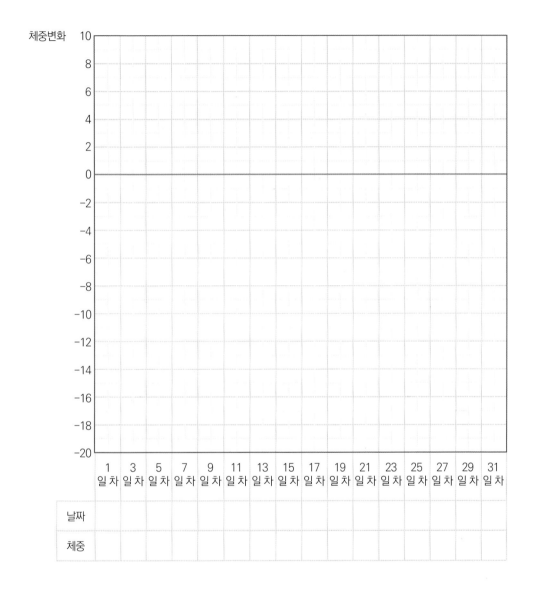

체중변화															

	1 일차	3 일차	5 일차	7 일차	9 일차	11 일차	13 일차	15 일차	17 일차	19 일차	21 일차	23 일차	25 일차	27 일차	29 일차	31 일차
날짜																
체중																